Mandy Pfister

40 Wochen in Mamas Bauch kann ja jeder

Die Geschichte eines
Extremfrühchens

Mandy Pfister

40 Wochen in Mamas Bauch kann ja jeder

Die Geschichte eines Extremfrühchens

100 FANS

Bibliografische Information der Deutschen Nationalbibliothek:
Die Deutsche Nationalbibliothek verzeichnet diese Publikation in der Deutschen Nationalbibliografie; detaillierte bibliografische Daten sind im Internet über http://d-nb.de abrufbar.

Für Fragen und Anregungen:
info@100fans.de

3. Auflage 2015

ein Imprint der Münchner Verlagsgruppe GmbH,
Nymphenburger Straße 86
D-80636 München
Tel.: 089 651285-0
Fax: 089 652096

Umschlaggestaltung: Melanie Melzer
Umschlagabbildung: © privat
Abbildungen im Innenteil: © privat
Satz: Daniel Förster, Belgern
Druck: CPI books GmbH, Leck
Printed in Germany

ISBN Print: 978-3-95705-009-0
ISBN E-Book (PDF): 978-3-95708-010-3
ISBN E-Book (EPUB, Mobi) 978-3-95708-011-0

INHALT

Und da war es nun, das kleine Wunder Emily Madison,
geboren am 11. September 2013 um 20:59 Uhr mit
gerade einmal 32 Zentimetern und 830 Gramm.

25 + 4 WOCHEN REICHEN DOCH AUCH, ODER?

Also da war ich nun, im Bauch von meiner Mama. Aber richtig toll fand ich das auch nur am Anfang. Sie sagte immer, ich sei eine kleine Erdnuss. Und auch wenn sie eigentlich kein Kind mehr wollte, hat sie sich doch immer gefreut, wenn sie wusste, dass sie mich wiedersehen kann. Sie streichelte mich auch immer, also so von außen. Das fand ich auch klasse.

Als ich dann schon eine Weile da drinnen wohnte, ging es ihr scheinbar nicht so gut. Sie hat immer gebellt und mich dabei richtig durchgeschüttelt, und ganz viel Zeit hat sie mit mir auf der Toilette verbracht. Hat immer was von Durchfall und Husten gebrabbelt. Ich find das jetzt hier drin auch nicht unbedingt prickelnd.

Noch 14 Wochen soll ich hier drinbleiben? Nee, das geht nicht. Mir gefällt es hier überhaupt nicht und du erzählst doch immer, wie schön es da draußen bei meinen Geschwistern und dem Papa ist.

Dann kann ich doch auch mal hier rauskommen und sehen, ob du mich auch nicht angelogen hast.

Ich übe jetzt erst mal fleißig und wenn ich mich drehe, ein bisschen trete und boxe, dann kannst du mich rauslassen, okay?

Heute ist der 11. September 2013 und ich finde, es ist ein guter Tag, um mal da draußen nach dem Rechten zu sehen.

Hier drin ist es auch nicht mehr zum Aushalten. Eng, dunkel und irgendwie gar nicht mehr behaglich. Ich weiß nicht, warum, aber ich glaube, hierzubleiben tut mir nicht gut.

Mama muss heute sowieso noch mit mir zum Doktor, aber erst heut Abend – also hab ich noch Zeit, mich schick zu machen und alles vorzubereiten.

Tante Edit ist gekommen, um ein bisschen mit Mama zu tratschen. Ich hörte, wie die Mama erzählt hat, dass sie Schmerzen hat und dass auch der Durchfall und der Husten unerträglich geworden sind.

Der Arzt muss nun endlich mal was unternehmen, sagt sie. *Braucht er nicht, Mama, ich komm jetzt raus und dann kann ich dir ja helfen. Also, ähm ... die Schmerzen, die du heute hast, das bin ich. Aber sicher ahnst du das ja schon.*

Sie hat zu Tante Edit gesagt, dass sie sich freut, weil sie wieder ein Bild bekommt und mich am Monitor sehen kann.

Oh Mama, du wirst heut Abend noch viel mehr sehen, das kann ich dir versprechen.

Dem Papa hat sie lieber nicht geschrieben, er musste ja noch arbeiten und sie wollte ihn nicht beunruhigen. Also haben wir wie jeden Tag den Haushalt gemacht und uns dann ein bisschen auf dem Sofa ausgeruht. Es waren noch Ferien und meine Geschwister haben Mama geholfen.

Irgendwann kam dann auch Papa, da hatte ich schon gute Arbeit geleistet und Mama dolle Schmerzen bereitet. Wir sind dann zum Arzt gefahren, und dort wurde wieder alles Mögliche untersucht. Wir haben uns auch ein bisschen da ausgeruht, da wurde irgendwas gemessen, an so 'nem Wehen-Dings. Das dauerte ganz schön lange, aber Mama wollte da schon nicht mehr liegen. Also rutschte sie immer hin und her und hoch und runter. *Weißt du, Mama, das macht es nicht besser. Aber ich glaub, du denkst immer noch nicht, dass ich das bin, die dir so wehtut.*

Erst mal bekam sie noch Ärger von so 'ner Tante beim Arzt, die meinte, unsere Werte seien so schlecht und sie müsse doch mehr essen. *Na ja, ich kenn mich da noch nicht so aus, aber wenn man Schmerzen hat, dann denkt man nicht ans Essen.* Der Arzt kam auch irgendwann und untersuchte alles noch mal genau. Mama hat etwas von Wehen geredet, aber er meinte, dass alles in Ordnung sei und das nur leichte Wehen wären. Dann sahen sie noch Bilder von mir an.

Mama hat ganz schön viel gejammert, dass es so wehtut und so weiter. *Na hallo, wer fragt mich denn? Für mich ist das auch nicht gerade angenehm. Aber irgendwie muss ich jetzt mal den Ausgang suchen. Ich denke, wenn ich hier noch 'ne Weile drinbleibe, dann werde ich krank und überlebe das vielleicht nicht. Also das geht nun wirklich nicht. Ich habe viele Pläne, ich will alles sehen, alles erleben, wovon die Mama mir schon die ganze Zeit erzählt hat.*

Der Arzt sagte, da sei eine Trichterbildung und der Muttermund sei weich, aber geschlossen.

Ah, geschlossen, na, das muss ich dann wohl ändern. Und dann kann ich endlich zu meiner Mama.

Aber dann gab es erst mal einen Pikser für Mama in den Po. Alle sagen, das lässt die Lunge des Babys schneller reifen. *Also meine Lunge? Hä, warum bekommt es dann die Mama? Ihre Lunge ist doch schon reif und groß und alt!*

Am nächsten Tag sollten wir wiederkommen, dann gibt es noch so eine Spritze, und Mama sollte zum Zuckertest. Aber da wollte die Mama doch Leonie zu ihrem ersten Tag auf der Realschule begleiten. *Nee, nee, alles geht auch nicht. Na, Mama, mach dir mal keine Sorgen, ich sorge schon dafür, dass du morgen ein bisschen Ruhe hast.*

Danach mussten wir noch einen neuen Termin machen. Ich hab versucht, ihr zu sagen, dass sie sich das sparen kann, aber ich glaube, die Mama hat mir nicht richtig zugehört. *Also dass Papa mich nicht versteht, das kann ich ja noch nachvollziehen, aber die Mama? Das enttäuscht mich jetzt schon ein bisschen.*

Ich hab wirklich mein Bestes gegeben, um ihr zu zeigen, dass sie sich die Zeit sparen kann und wir vielleicht langsam mal aufbrechen sollten. Also dahin, wo ich wohnen soll, oder vielleicht erst mal ins Krankenhaus. Egal, Hauptsache, hier weg. Hier nimmt man mich genauso wenig ernst wie Mama und Papa.

In vier Wochen sollen wir wieder kommen? Also mal ehrlich, warum werd ich denn so missverstanden? Ich bin doch schon auf dem Weg, merkt das denn keiner? Euch muss ich wohl erst mal zeigen, dass man mich, die kleine Emily, nicht unterschätzen sollte.

In Mamas Mutterpass stand heute: SSW 25 + 4, leichte Wehen.

Nun fahren wir nach Hause, hat Papa gesagt. *Okay, zu Hause ist ein guter Ort um geboren zu werden. Oder?*

Mama hat dann gesagt, sie traut der Aussage vom Doktor nicht und dass ich nicht ihr erstes Kind bin. Sie meinte, es fühlt sich an wie echte Wehen und dass ich bestimmt raus will.

Na ENDLICH, ich dachte schon, sie rafft es gar nicht mehr. Mensch Mama, das hat aber gedauert. Papa glaubt es aber immer noch nicht. Na ja, egal, aus dem muss ich ja auch nicht raus. Bei uns im Ort hat eine neue Hebammenpraxis aufgemacht, da wollte die Mama nun auch noch hin und lieber noch mal eine Meinung einholen. Da sind wir also auch noch hingefahren. *Wenn sie nur mal stillsitzen würde, die Mama. Dann könnte ich mich vielleicht ein bisschen besser vorbereiten auf das, was ich heute noch vorhabe. Zumindest hat sie die Sitzheizung angemacht, danke, Mama, das gefällt mir.*

Mama war es richtig peinlich, da jetzt noch hinzugehen. Aber sie hatte Angst, dass sonst etwas Schlimmes passiert. *Brauchst keine Angst haben, Mami, ich komme bald, das ist aber nichts Schlimmes. Du hast doch gesagt, dass du mich liebst, ich hab es genau gehört, jeden Tag, als du deinen Bauch gestreichelt hast. Und auch Papa freut sich doch auf mich. Ich bin zwar hier drin, aber ich höre alles.*

Einen Termin hatten wir nicht, also klingelte Papa einfach mal. Fragen kostet ja nix. Irgendwann kam dann eine nette Frau und begrüßte Mama und Papa. Sie erzählte, dass sie im Moment gar nicht arbeitet, weil sie eine schwere Grippe hat und im Bett liegen muss. Aber ich glaube, sie hat bemerkt, wie besorgt Mama und Papa sind, und hat uns dann reingebeten.

Sie hat auf Mamas Babykuller rumgedrückt, das fand ich jetzt nicht so toll. Aber ich glaub, die Mama auch nicht. Hat ihr bestimmt wehgetan. Dann hat sie noch im Mutterpass die Werte angeschaut und gesagt, dass wir lieber mal in die Klinik fahren sollen, um nachschauen zu lassen. Das hatte Mama aber eh schon vor. Die Hebamme meinte noch, sie glaubt auch nicht, dass es Geburtswehen sind, aber wir sollten es lieber noch mal richtig nachschauen und untersuchen lassen.

Ach Mama, ich weiß ja, das ich ein Winzling bin, aber könnt ihr nicht mal zuhören? Wie soll ich denn nun noch zeigen, dass ich hier nicht drinbleiben kann und will?

Nun ging es also wieder ins Auto, Mama hat sich gleich den Sitz runtergestellt, damit sie ein bisschen liegen kann. Aber die Ruhe hatte sie schon noch weg. Wir sind dann erst mal nach Hause gefahren, Papa hat den Einkauf ausgeräumt und Mama hat vorsichtshalber eine Tasche für die Klinik gepackt. Dann hat sie sich noch von meinen Geschwistern verabschiedet und dann musste ich schon wieder in die doofe Schaukel auf vier Rädern. Das Geschüttel war wirklich nicht auszuhalten.

Aber ich kann mich beeilen, dass ich endlich hier rauskomme!

Der Umweg hat Mama ganz schön zu schaffen gemacht. Sie hat versucht zu sitzen, zu liegen, mit Sitzheizung, ohne Sitzheizung und auch mit Lüften. *Na, das sind wohl nicht die besten Lösungen bei Wehen.*

Ich hab mich beeilt und feste nach unten gedrückt. Immer wenn ich das gemacht hab, dann hat Mama den Bauch festgehalten und mitgedrückt.

Mann, ist das anstrengend, kann mich nicht endlich jemand befreien?

Mama meinte dann zu Papa, dass ich jetzt rauswill und es nicht mehr lange dauert. *Haha, das Gesicht von ihm! Einfach unbezahlbar.* Er meinte nur: »Mach ja keinen Scheiß«, und ist noch ein bisschen schneller gefahren.

Und Mama meinte: »Oooh, das tut so weh. Ich halte das nicht mehr aus. Fahr doch noch ein bisschen schneller.«

Sehr belastbar ist sie wohl nicht, die Mama.

Irgendwann nach gefühlten zehn Stunden und eintausend Kilometern sind wir dann doch mal angekommen.

Und dann ging die Sucherei los, welcher Aufzug, in welche Abteilung, auf welchem Stockwerk? *Sind ja richtig organisiert, meine Eltern.*

Na ja, gefunden haben sie dann doch noch die richtige Abteilung, und dann ging es aber flott.

WEG DA, JETZT KOMME ICH!!!

Da stand schon eine Hebamme auf dem Gang, als hätte sie nur auf Prinzessin Emily gewartet.

Aber wo ist bitte schön der rote Teppich??

Mama hat kurz erklärt, um was es geht, und – schwups! – lagen wir auch schon auf einem Untersuchungstisch. *Heißt das »Tisch«? Warum darf ich zu Hause nie auf den Tisch, Mama?*

Eine Ärztin kam noch dazu und untersuchte die Mama, die dann ein sehr betrübtes Gesicht gemacht hat. *Machen wir uns nichts vor, ich bin das fünfte Kind meiner Mama und sie ahnt eh schon, was kommt.*

Als sie fertig war mit der Untersuchung, hatte sie Blut an der Hand, und ab da wurde Mama ganz schön still. *Ihr müsst wissen, meine Mama ist nur still, wenn sie traurig, ängstlich oder krank ist.*

Papa hat geschaut, als würde er gleich vom Stuhl fallen.

Ich hatte gute Arbeit geleistet und während der Fahrt diesen doofen Muttermund komplett geöffnet.

Die Hebamme sollte auch noch mal nachsehen.

Hey, ich will nicht immer irgendwelche fremden Finger vor der Nase haben. ICH WILL HIER RAUS!

Mama sollte jetzt in einen Stuhl mit Rädern und ab zur Entbindung. *Na, endlich hilft mir mal jemand.* Die letzten Stunden waren ja auch für mich sehr anstrengend.

Dort angekommen, wollte sie eh schon pressen und durfte das dann auch. Beim zweiten Mal hat der Professor mich aus dieser Wasserblase befreit und endlich konnte ich raus.

Okay, das ist sie nun also? Die große weite Welt, von der mir alle erzählt haben?

Es ist kalt, es ist hell und es ist doof.

Und warum sind eigentlich alle so still und freuen sich nicht, dass ich da bin? Warum schauen mich alle nur an, als würden sie auf irgendetwas warten? Halloooo, da kommt nix weiter. Ich hab allein da drin gewohnt.

Begrüßt man so eine Prinzessin?

Das passt mir gar nicht, also zeig ich euch mal, wie ich schreien kann.

Okay, okay, ist ja schon gut, wimmern kam eher hin. Aber das müsst ihr ja niemandem erzählen. Ich hab mich bemerkbar gemacht und nur das zählte im Moment.

Da waren noch andere Leute, die haben mich einfach geschnappt und mitgenommen. Weg von meiner Mama und weg von meinem Papa.

Dabei hat Mama mich doch noch gar nicht gesehen und ich sie auch nicht. Sie muss doch sehen, was ich für eine hübsche Prinzessin bin!

Mama hat mir später erzählt, dass sie geschockt war und dass sie mit Papa dann ganz allein gelassen wurde. Sie waren ganz schön unsicher und verwirrt. Tja, ich glaub mal, das war ich auch. Ich dachte, wenn ich rauskomme, dann darf ich in Mamas Arm und kuscheln. Irgendetwas war hier gewaltig schiefgelaufen.

Stattdessen wurde ich verschleppt, von fremden Menschen, und bekam Nadeln, Kontakte und Schläuche. *Na super, so hatte ich das ja nicht geplant.*

Endlich durfte ich wenigstens meinen Papa bei mir haben. Er hat mein Bettchen auf die Frühchenstation gefahren. Aber meine Mami war erst nach zwei Stunden bei mir und hat Papa gleich noch mal mitgebracht. Sie sagte, eher durfte sie nicht zu mir kommen. Na ja, oder sie war einfach wieder zu langsam.

Die sahen beide noch ganz schön geschockt aus.

Oma und Opa und auch den Freunden hatten sie schon erzählt, dass ich da bin.

Ich glaub, ich habe alle ein bisschen erschreckt. Aber warum eigentlich? Ich hab euch doch heute Morgen schon gezeigt, dass ich jetzt bald komme. Also hattet ihr nun wirklich genug Zeit, um euch auf mich zu freuen.

Stattdessen sehe ich traurige und betrübte Gesichter. Freut sich denn keiner, dass ich da bin?

Mama hat mir erzählt, sie ist traurig, weil es noch viel zu früh für mich ist. Dass sie nicht glaubt, dass ich das schaffen kann. Und sie sagt, sie weiß nicht, wo sie mich beerdigen soll, weil sie da, wo wir jetzt wohnen, nicht für immer bleiben möchte.

HALLOOO? Ich schaff das schon, Mama. Ich werd dir schon zeigen, was ich alles kann.

Ich hab es ihr dann gleich am nächsten Tag gezeigt. Sie wollte mich gerade besuchen, an meinem Glasbettchen. Aber der Arzt hat sie nicht zu mir gelassen. Da hat sie sich gleich wieder erschrocken, als er meinte, sie soll bitte noch nicht reingehen. *Also manchmal muss sie einen auch erst mal ausreden lassen.* Er sagte dann noch, dass ich mich so wehre gegen den Tubus. Den hatten sie mir in den Hals geschoben, um mich zu beatmen. *Wer braucht so was schon? Ich kann das doch alleine, zumindest wenn sie mich mal machen lassen.* Also sollte das olle Ding jetzt erst mal raus, um zu schauen, ob ich das hinbekomme. Und, tadaaa! *Ich hab doch gesagt, ich brauch so was nicht.*

Beatmet wurde ich zwar trotzdem noch, aber ich musste wenigstens nicht mehr den doofen Schlauch in mir haben. Solltet ihr mal ausprobieren, das ist nicht so schön.

Dann durfte Mama zu mir. Sie stand nur da und sah mich an.

Hallo Mama, kannst du mich sehen? Ich bin jetzt nicht mehr im Bauch. Hab's ein bisschen eilig gehabt. Glaub mir, ich wollte dich nicht erschrecken. Aber da drinbleiben konnte ich auch nicht mehr. Hast ja gehört, was der Professor gesagt hat. Mein Bauchbett hat schon gestunken.

Aber ich schwöre, ich war das nicht. Das muss daran gelegen haben, dass du immer krank warst. Jetzt können wir uns beide erst mal erholen und gesund werden.

Dann hat sie ihre Hände auf mich gelegt, eine auf den Kopf und eine auf die Beinchen. Die Schwester hat ihr nämlich erzählt, dass ich mich dann geborgen fühle und weiß, dass sie da ist. Mamas Stimme und das Anfassen fand ich richtig klasse. Aber ich konnte ihr das ja noch nicht zeigen. *Ich denke aber, ich bekomme noch genug Gelegenheiten dazu.* Mami wurde noch erzählt, dass ich jetzt einen Milliliter Nahrung bekomme. Das wird mir auch direkt in den Magen gepumpt, weil ich noch nicht allein trinken kann. *Na ja, ausprobiert hat das niemand, also woher wollen die das schon wissen? Erwachsene scheinen ganz schöne Besserwisser zu sein.*

Ein Milliliter ist ganz schön wenig, wie soll ich da denn schnell wachsen? Groß und stark werden muss ich, das meinen alle. Ich bin vielleicht nicht groß, aber stark bin ich auf alle Fälle.

Vom ersten bis zum fünften Tag haben sie mich immer unter so 'ne komische Lampe gelegt. Dazu mussten sie mir die Augen abdecken, damit ich von dem komischen Licht nichts abbekomme. Das nennt man Fototherapie. Aber ein Bild hab ich nach dem Fotodingens nicht bekommen. Das fand ich schon komisch.

Auf dem Rücken habe ich einen kleinen roten Fleck, das sieht aus wie ein Herz. Das nennt man ein Hämangiom. Sie haben Mama erzählt, das es erst mal noch wächst, aber irgendwann von ganz allein verschwindet. *Na, da bin ich aber mal gespannt.*

Mama musste auch noch im Krankenhaus bleiben, weil sie Medizin bekommen hat, und darum konnte sie mich immer besuchen. Kuscheln durften wir auch, dann streichelte sie mich immer. Das fand ich aber nicht so toll. Meine Haut hat dann wehgetan und ich hab auch gleich gemeckert. Sie hat es sich aber schnell abgewöhnt und mir dann immer nur die Hände auf Kopf und Beine gelegt.

Meine Eltern haben sich dann immer abgewechselt mit dem Kuscheln. Jeden Tag durfte ein anderer.

Hand auflegen, Mamas und Papas Stimme hören, ihre warme Haut spüren und einfach genießen, dass sie bei mir sind. Das war für mich das Größte.

Von Papa habe ich einen Teddy bekommen. Die fanden das amü... Dingsbums. Mama sagte, das sei ein Schlüsselanhänger. *Meine Güte, so ein Schlüssel scheint aber ein Riesending zu sein.*

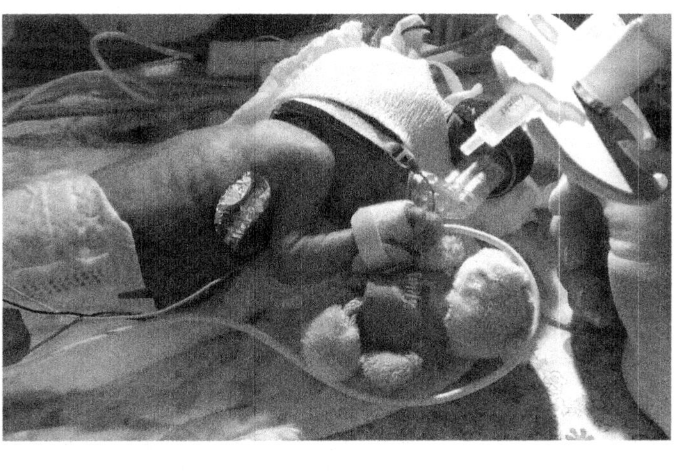

Ich hab gemerkt, dass sie noch ein bisschen ängstlich und unsicher sind. Aber auch, dass sie mich sehr lieb haben müssen.

Den Papa find ich auch klasse, der sorgte immer dafür, dass Mama sich nicht zu viele Sorgen macht und dass sie auch mal lachen kann. Entweder war er nicht so besorgt um mich oder er wusste einfach, dass ich das schon schaffen werde.

Mein Papa ist eben der Beste, er tut so hart und setzt sich dann zu Hause, wenn er allein ist, hin und macht sich seine eigenen Gedanken. Männer zeigen das nicht so, das macht sie verletzlich, meint die Mama. Na, wenn sie das sagt, dann stimmt das sicherlich.

Ich bin ja am Mittwoch geboren worden, und am Wochenende durfte Mama dann nach Hause. Sie hat sich sicher schon gefreut, weil ja dort noch meine Geschwister wohnten, zum Beispiel mein Bruder Aiden, der die Mama ganz doll vermisst. Ich werde Mama auch vermissen, wenn sie nicht mehr bei mir im Krankenhaus ist, aber ich darf noch nicht nach Hause. Sie haben mir versprochen, dass sie alle zwei Tage zu mir kommen und mit mir kuscheln.

Immer wenn Papa mit mir kuschelte, dann grunzte er so komisch. Ich weiß jetzt nicht genau, warum Papas so was machen, aber Mama fand es immer peinlich. Sie hat dann mit ihm geschimpft. Er wäre doof und soll gefälligst zu Hause schlafen, hat sie dann immer gesagt.

Ich hab oft gemeckert, auch beim Kuscheln. Überall waren Kabel und Schläuche. Ich bekam Sauerstoff, meine Vitalwerte wurden dauerhaft kontrolliert und es wurde mir Fett, Eiweiß und alles, was ich so zum Wachsen brauche, verabreicht.

Eigentlich sollte ich euch an dieser Stelle diesen ganzen Medizinkram erzählen.

Aber hey, ich bin jetzt ein Jahr alt und bis ich Doktor bin, kann das noch so ein oder zwei Jahre dauern. Also lass ich das jetzt mal weg und erzähl nur immer so ein bisschen von dem, was ich noch weiß.

MAMA LÄSST MICH ALLEIN

Dann war Mama wieder gesund und wurde entlassen.

Das ist wirklich schön, dass sie nun nach so vielen Monaten nicht mehr krank ist, aber hey, sie kann mich doch hier nicht allein lassen! Sicher hat Papa schon Platz für meinen Glaspalast gemacht und nimmt mich mit nach Hause.

Die beiden haben mich noch besucht, aber irgendwie machten sie nicht den Anschein, als wollten sie mich mitnehmen. *In Ordnung find ich das jetzt nicht unbedingt, aber was soll ich kleiner Wurm schon machen?*

Wir haben noch schön gekuschelt und Mama hat versucht, nicht zu zeigen, dass sie traurig ist. Aber wenn einer meine Mama kennt, dann ja wohl ich.

Dann haben sie sich verabschiedet, mit den Schwestern noch abgemacht, wann sie mich wieder besuchen, und dann mussten sie gehen. Mama sagte, dass da noch meine Geschwister auf sie warten und dass die auch die Mama wiedersehen wollen. *Na ja, wenn ich schon nicht mitkann, dann sollen sie wenigstens so schnell wie möglich wiederkommen.*

Meine Mama und mein Papa haben mir versprochen, jeden zweiten Tag zu mir zu kommen. Sie sagten, sie wissen zwar noch nicht, wie sie das machen sollen, weil es schon eine gute Strecke ist und auch viel Geld kosten wird, aber es würde schon klappen.

Von den Ärzten wussten sie, dass die nächsten vier Wochen noch kritisch sind und mit mir viel passieren kann.

Ja, Mama, bleib schön locker, ich versuch, mich die nächsten vier Wochen mal hauptsächlich mit essen und wachsen zu beschäftigen.

Viele andere Möglichkeiten scheinen sie hier ohnehin nicht anzubieten.

Nun überlegten meine Eltern, ob sie für mich so etwas wie ein Tagebuch machen. Oma, die Tick-Tack-Oma, Mamas beste Freundin und auch der Rest der Verwandtschaft, die wohnen alle so weit weg.

Ich scheine ziemlich wichtig zu sein, denn alle wollen wissen, was die Prinzessin macht.

Leute, mal ehrlich, was soll ich schon machen? Ich bin eingesperrt in einem Gewächshaus, angebunden an Kabel und Schläuche, also shoppen gehen werde ich sicher nicht in den nächsten Tagen und Wochen.

Ihr braucht alle keine Angst zu haben, ich bin jetzt da und alles wird gut.

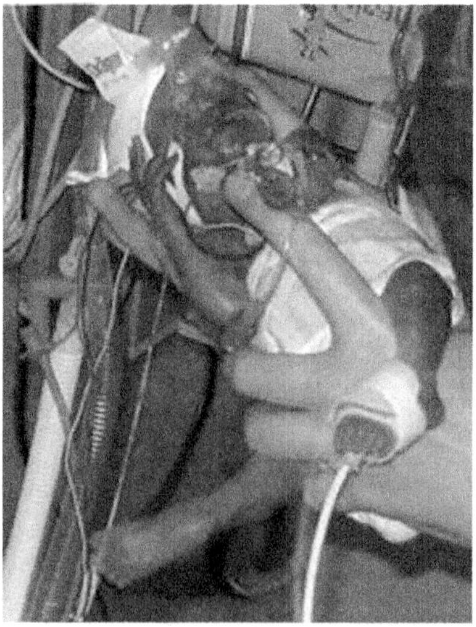

DER REST VOM SEPTEMBER

Erst mal habe ich ganz schön abgenommen. Eigentlich weiß ja die Mama, dass das bei Babys so ist. Aber so geheuer war ihr das nicht.

Mein Tiefpunkt war bei 710 Gramm, aber dann hab ich mich wirklich angestrengt und zugenommen.

Am 22. September hat Mama sich zum ersten Mal getraut, mich zu wickeln. Da hat sie sich aber angestellt, als wäre ich ihr erstes Kind.

Hey Mama, ich bin nicht aus Watte, wäre schon cool, wenn ich wenigstens merke, dass mich jemand anfasst.

Als die Windel ab war, hat sie so ein komisches Gesicht gezogen.

Was ist denn los da unten? Alles okay?

Wie, da ist noch nicht alles fertig ausgebildet? Ist doch egal, es funktioniert und nur das ist wichtig.

Dumbo, ja ihr lest richtig, *Dumbo* nannte sie mich auch ab und zu. Und sie sagte immer zu Papa, er soll mich nicht ohne Mütze fotografieren, weil ich so riesige dünne Ohren habe. *Also da hab ich mir ja 'ne tolle Mama ausgesucht. Du darfst mich gern Prinzessin oder Eure Majestät nennen, aber Dumbo geht mal gar nicht.*

Zumindest weiß ich, dass sie es nicht böse meint.

Am 23. September wog ich 780 Gramm und mir ging es sehr gut.

Mami hat mir einen Brief geschrieben. Sie sagte, so kann sie mit der ganzen Situation besser umgehen. Ich glaube, die Einzige, die mit der Situation mal so gar keine Probleme hatte, war ich.

Sie meinte, dass sie mir ab und zu schreibt und es auf eine Facebook-Seite stellt. Die hat sie extra für mich gemacht, damit meine ganze Familie und auch Mamas Freunde meine Entwicklung beobachten können.

---

25. September 2013

Hallo mein Liebling,

genau jetzt vor zwei Wochen bist du nun total unerwartet auf diese Welt gestolpert, mein kleiner Sonnenschein, und noch immer kann ich manchmal nicht glauben, dass wir nun nicht mehr miteinander verbunden sind (zumindest nicht körperlich).

Mann, hast du uns einen Schrecken eingejagt.

Die erste Nacht nach deiner überstürzten Geburt war für mich der Horror. Ich habe viel geweint und mir die schlimmsten Dinge ausgemalt. Unter anderem habe ich mich schon auf deiner Beerdigung gesehen und noch so einige schlimme Dinge.

Auch der nächste Tag war noch richtig schwer. Ich konnte gar nicht klar denken. All die vielen Kabel und

Geräte, an die du angeschlossen warst. Sie machten mir Angst, und jeder Alarm ließ mich erst mal zusammenzucken.

Dann hatte ich dich zum ersten Mal auf der Brust liegen. Du bist sooo winzig, dünn und zerbrechlich, ABER AUCH SOOO STARK! Du zeigst allen genau, was du nicht leiden kannst, und vor allem zeigst du, dass du leben willst.

Deine Stärke macht auch mich wieder stark. Langsam kann ich wieder besser schlafen und langsam verwandelten sich die Angst und die Sorgen in Hoffnung und Glück.

Am Tag meiner Entlassung habe ich mich natürlich gefreut, deine Geschwister zu Hause wiederzusehen, in meinem Bett zu schlafen, bei meinen Hunden zu sein. Aber ich fühlte mich auch wie ein Verräter, dich dort allein zu lassen.

Die Tage, an denen ich nicht zu dir fahren kann, kann ich nur schwer ertragen!

Wenn das Telefon klingelt, zucke ich erst mal zusammen, überlege, ob ich überhaupt hingehen soll, und schaue dann ganz vorsichtig nach der Nummer. Erst wenn ich sehe, dass es nicht die Kinderklinik ist, kann ich beruhigt rangehen.

Wie nichtig und klein einem auf einmal manches vorkommt … ein Streit, ein falsches Wort, wenn die Kids mal Blödsinn machen. So viele Dinge, über die man sich normalerweise aufregt, sind mir jetzt manchmal sooo egal. Man soll einfach froh sein, dass man lebt, dass man die, die man liebt, bei sich haben darf, und dass man gesund ist.

Ich bin so dankbar, dass du entschieden hast, bei uns zu bleiben, dankbar, dass dein Papa das alles mit mir gemeinsam durchsteht, dankbar, dass deine Geschwister uns so lieb unterstützen, damit wir sooft es geht zu dir fahren können.

Und ich danke natürlich auch allen, die deine Facebook-Seite beobachten, so tolle Kommentare schreiben und uns Kraft geben. Sie sind einfach die Besten!!!

Deine Seite soll dazu dienen, Erinnerungen für dich aufzubewahren und um dir später zu zeigen, wie viele Menschen dich begleitet und an dich gedacht haben.

Soo, Mama hat erst mal fertig.

Am 26. September konnte Mama das erste Bild von mir machen, ganz ohne Sauerstoffschläuche.

Aber am 27. September hat Mama sich wirklich eine Frechheit erlaubt. Da schickte sie doch tatsächlich den Papa allein zu mir, um mich zu besuchen.

Was soll das denn bitte? Du bist meine Mama und hast gefälligst mitzukommen und mich zu knutschen und zu knuddeln.

Was? Du musstest mit Leonie zu einem wichtigen Zahnarzttermin? Na, schau sie dir mal an, sie ist ein großes Mädchen, da musst du nicht mehr überall mit hineiern.

Also das werd ich dir schon noch 'ne Weile vorhalten, das kannste mir glauben.

Mein Bruder Aiden hat mich am 28.September das erste Mal besucht. Er war der Erste meiner Geschwister, der zu mir durfte. Immer wenn Mama und Papa zu mir in die Klinik fahren wollten, hat er geweint und dann lang am Fenster gesessen. Er hatte Sehnsucht nach Mama, Papa und natürlich auch nach mir. So ein Vierjähriger versteht das, glaub ich, alles noch nicht, was da gerade passiert.

Er musste dann erst mal zu einer Untersuchung, um sicherzugehen, dass er auch gesund ist, bevor er zu mir darf.

Ich denke, eine Krankheit kann ich jetzt gar nicht gebrauchen.

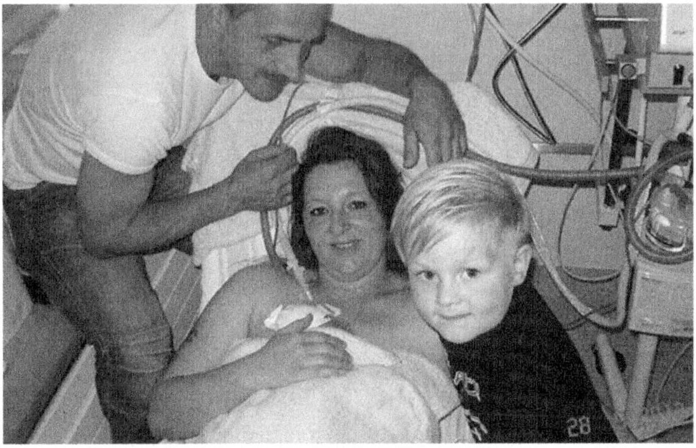

Und dann stand er da, vor meinem Glasbettchen, er sah so stolz und glücklich aus. *Verratet ihm das bloß nicht, aber er ist wirklich ein hübscher großer Bruder und dass er mich so sehr liebt, macht mich natürlich auch stolz.* An diesem Tag durfte ich mit Mama kuscheln und Aiden hat mir die ganze Zeit die Hand gehalten. Dann ist er mit Papa einkaufen gefahren und sie haben Mama und mir noch ein bisschen Zeit für uns gelassen.

Das war ein echt schöner Tag, nur dass sie mich nicht mitgenommen haben zum Einkaufen, das vergess ich nicht so schnell.

Dann ging es in der Klinik ziemlich drunter und drüber, ich glaub, die Ärzte und Schwestern hatten an diesem Nachmittag besonders viel zu tun. Mama musste dann auch irgendwann gehen und hat sich ziemlich geärgert, weil die Schwester sich so beeilen musste und darum nicht so mit mir umgegangen ist, wie Mama das bei mir haben wollte.

Mama hat mir dann noch einen Brief geschrieben, den möchte ich euch natürlich auch nicht vorenthalten.

---

28. September 2013

Hallo mein Sonnenschein,

heut ärgert sich die Mami ein bisschen. Der Nachmittag hat so schön angefangen: eine ganz nette Schwester, Aiden konnte dich zum ersten Mal sehen, Mama hat dich das erste Mal sondiert und du warst so lieb heute trotz der Stöpsel in der Nase.

Leider kam dann ein Notfall rein, und als wir mit Kuscheln fertig waren, hatten wir eine andere Schwester. Irgendwie werd ich nicht warm mit der (oder sie mit uns?). Sie redet kein Wort mit uns, antwortet nicht mal auf Fragen. Ich find sogar den Umgang, den sie mit dir an den Tag legt, sehr ruppig. Wenn sie noch mal so frech ist und dich einfach zudeckt, obwohl ich noch nach dir schaue, dann muss ich ihr mal langsam 'ne Ansage machen. Die kennt aber deine Mama schlecht. Aber gut, eine Chance geben wir ihr noch. Vielleicht sieht Mama auch alles etwas eng, weil ihre Gefühle zurzeit eh Achterbahn fahren. Sehen wir einfach mal, wie sie sich beim nächsten Mal anstellt.

Schlaf gut, mein Engel!

Mama

Den September schloss ich mit einem Umzug in ein Einzelzimmer ab. Nein, nicht weil ich den Luxus genießen darf, besonders behandelt zu werden. Sondern weil ich einen Virus habe – das Ding heißt Adeno und ist ansteckend. Sicherlich hat mir Mama das Teil dagelassen. Das kann auch der Grund für ihre Beschwerden sein, während ich noch in ihrem Bauch gewohnt habe. Nun war ich also in Kontaktisolierung. Jeder, der mich besuchen wollte, musste besonders aufpassen, damit das Virusding nicht mein Zimmer verlässt. Andere Babys könnten sich anstecken, und das ist gefährlich. So haben sie mir das erzählt. *Ich glaub das mal so und genieße die Ruhe in mei-*

nem Einzelzimmer. Mama fühlte sich hier auch wohler. Sie sagte, da hat man mehr Privatsphäre, auch wenn es ein bisschen langweiliger ist.

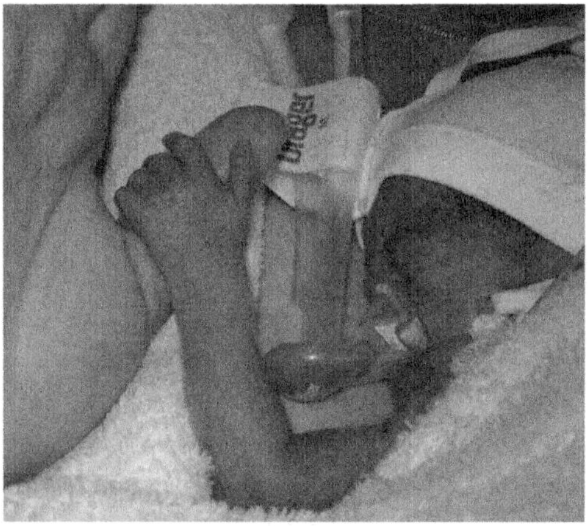

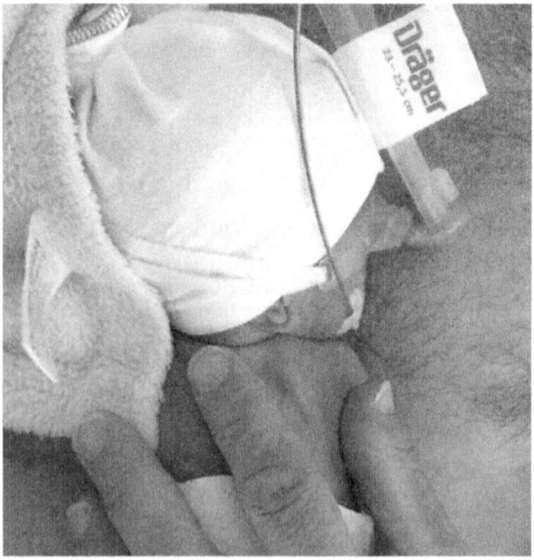

OKTOBER 2013

Ich startete mit 880 Gramm Kampfgewicht in den Oktober und hab mir vorgenommen, endlich mal kräftig zu wachsen und noch schwerer zu werden. Denn Papa hat mir erzählt, dass ich ein tolles Geschenk bekomme, wenn ich 1000 Gramm erreicht habe. Und dass ich nach Hause darf, wenn ich schwer und groß genug bin.

Ich bekam jeden Tag Koffein, damit ich gut atme. Na ja, die Erwachsenen brauchen ja auch ihre Tasse Kaffee, um richtig in die Gänge zu kommen.

Mama hat mir auch wieder einen Brief geschrieben, weil sie mich nicht besuchen konnte. *Wenn sie so weitermacht, dann wird noch ein Buch draus …*

---

1. Oktober 2013

Hallo meine kleine Emily,

heute ist wieder so ein doofer Tag, denn heute können wir dich leider nicht besuchen.

Und ich muss dir was gestehen. Vielleicht macht mich das in den Augen anderer zu einer schlechten Mutter, aber das ist mir egal …

Viel Bindung während der Schwangerschaft konnte ich zu dir nicht aufbauen. Viel zu oft hatte ich gesundheitliche Probleme, viel zu wenig habe ich von dir gespürt, weil deine Tritte einfach noch sehr zaghaft waren und weil mir deine Geburt gar nicht wie eine wirkliche Geburt vorkam. Viel zu schnell, viel zu hektisch, viel zu früh, als würde man dich aus meinem Bauch reißen. Als du geboren warst, konnte ich dich nicht wie meine anderen Kinder auf dieser Welt begrüßen, konnte dich nicht festhalten und küssen. Es war eigentlich, als würde es dich gar nicht geben.

Dann konnte ich dich zwar sehen und anfassen, bald sogar mit dir kuscheln, aber ich hab mich geweigert, dich lieb zu haben, mich an dich zu gewöhnen. Ich hatte einfach zu viel Angst, dass du dich entscheidest, doch noch zu gehen.

Aber ohne dass ich es wollte oder bemerkt habe, hast du dich in mein Herz geschlichen, und jetzt ist es zu spät. Ich liebe dich abgöttisch und du musst einfach immer stark bleiben, denn hier warten deine Mama, dein Papa und deine Geschwister sehnsüchtig auf dich!

Glaub mir, Maus, wir würden dir das alles gern ersparen und ich würde es dir zumindest gern abnehmen. Leider kann ich das nicht. Ich verspreche dir aber, dass wir sooft wie möglich bei dir sein und wir dich auf deinem Weg ins Leben begleiten, dich beschützen und für dich da sein werden.

Sicher wirst du mich irgendwann hassen, denn bei dir werde ich bestimmt noch eine größere Glucke, als ich es eh schon bin.

Wir lieben dich!

Mama und Papa

Am 3. Oktober durfte ich zum allerersten Mal baden. *Ja, das ist gar nicht so übel. Hat ein bisschen was von meiner Bauchbewohnerzeit.* Da bekamen Mama und Papa auch mal ein Bild, auf dem sie nur mich sehen konnten. Papa sagte, ich seh ein bisschen aus wie eine alte Frau. Na ja, ich bin sein zweites Kind, dann will ich jetzt mal nicht so streng zu ihm sein und erspare mir an dieser Stelle, etwas dazu zu sagen.

Der 6. Oktober: Nun war endlich so weit, ich durfte auch meine große Schwester Lindsey kennenlernen. *Ich bin jetzt schon fast einen Monat alt und ich finde, die lassen sich ganz schön lange Zeit mit dem Vorstellen meiner Familie.* Sie war ganz vorsichtig zu mir, sicher hatte sie Angst, mich kaputt zu machen.

Auch Lindsey scheint mich sehr lieb zu haben. Na, mal sehen, ob das auch noch so ist, wenn ich ihr irgendwann so richtig auf die Nerven gehe. Mama hatte mich schon gewarnt. Sie hat mir erzählt, dass Schwestern ganz schön zickig werden können. *Das kann ich auch, keine Angst!*

Am 7. Oktober habe ich auch endlich meinen wunderschönen Luftballon bekommen. Mama sagte, das ist der schönste Ballon, den sie je in ihrem Leben gesehen hat. *Ich wiege jetzt 1020 Gramm und bin auch schon gut gewachsen!* Bis zum 14. Oktober habe ich es geschafft, auf 1240 Gramm zu kommen, und Papa und Mama damit sehr stolz zu machen.

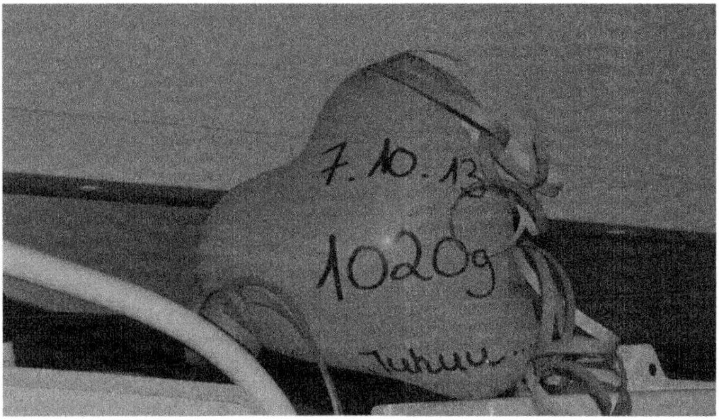

9. Oktober 2013

Hallo meine kleine Emily,

vier lange Wochen haben wir nun geschafft…

Du bist immer noch nicht reif genug, um bei uns sein zu können, aber hey, das macht nichts. Lass dir Zeit, wir laufen ja nicht weg – auch wenn du dir das sicher noch ein paarmal in deinem Leben wünschen wirst.

Wenn du das hier alles lesen kannst, dann hast du schon bemerkt, in was für einer durchgeknallten Familie du gelandet bist.

Da wären:

Dustin (18), immer ein wenig verpeilt, und den kann man so herrlich auf den Arm nehmen. Zu diesem Zeitpunkt wohnt er schon nicht mehr zu Hause, er ist nämlich schon ein großer Junge (glaubt er).

Lindsey (16), unser Blondchen. Sie ist im Moment mitten in der Pubertät und raubt uns manchmal den letzten Nerv. Aber in das Alter kommt jeder mal – später auch *ihre* Kinder. Und sie kann auch eine ganz Liebe sein (hoffentlich liest sie das nicht).

Leonie (11), unser kleiner Streber. Sie lernt immer fleißig für die Schule (bis jetzt noch!). Manchmal versucht sie schon zu diskutieren, aber sie hat keine Chance – das weiß sie nur noch nicht.

Aiden (fast 4), unser Prinz. Er ist viel zu schlau für sein Alter und das ist manchmal superanstrengend. Er ist aber auch ein sehr nettes Kind. Ich frag mich, wo er das nur herhat.

Papa ist hier wohl der, der am meisten durchgeknallt ist. Manchmal glaub ich, der nimmt heimlich Drogen. Er bringt mich immer zum Lachen, aber es gibt auch Momente, da könnt ich ihn zum Mond schießen. Glaub mir, mein Schatz, diese Momente wirst du auch sehr oft haben.

Ich, deine Mama … also da ich diese Facebook-Seite für dich ins Leben gerufen habe, behalte ich mir jetzt mal das Recht vor, zu meiner Person zu schweigen – ist vielleicht auch besser so.

Das waren die Zweibeiner, aber da gibt es noch:

Sally, unser Jack Russel: Sie ist das Grauen in Weiß und auf vier Pfoten. Sie ist ständig alarmbereit, bellt, knurrt, und wenn es ernst wird, steckt sie die Rute zwischen die Beine und gibt Fersengeld. Terrorkrümel oder Kampfratte hätte als Name besser gepasst.

Attila, eine Deutsche Dogge: der absolute Traumhund. Glaub mir, mein Engel, er wird dich beschützen und dir all seine Liebe geben. Ich hoffe von ganzem Herzen, dass er noch lang genug da ist, damit du viel Zeit mit ihm genießen kannst.

Und zum Schluss Flash, ebenfalls eine Deutsche Dogge: Also er ist eher ein durchgeknallter Flummi als ein Hund. Immer aufgedreht, immer mit Sally um die Wette bellend, an der Leine hüpfend in dem Glauben, seine Mutter wäre ein Känguru gewesen – ein Kasper eben. Aber auch er kann lieb und brav sein, wenn er denn mal möchte.

Wie du siehst, erwartet dich der ganz normale Wahnsinn, und ob du willst oder nicht: DA MUSST DU DURCH!

Morgen sehen wir uns wieder. Papa freut sich schon aufs Kuscheln.

Wir lieben dich!

Mama und Papa

PS: Wir möchten uns nochmals bedanken, dass so viele Menschen Emilys Geschichte verfolgen, an sie glauben und uns Kraft geben.

Auch Danke für die lieben Nachrichten und E-Mails. Ihr seid einfach klasse!

Am 16. Oktober hatte ich fünf Gramm abgenommen und auch das Atmen vergaß ich jetzt ab und zu, weshalb Mama und Papa ein bisschen besorgt waren. *Hey, ihr beiden, vergesst mal nicht, dass es nicht immer nur aufwärtsgehen kann. Immer zwei Schritte vor und einen wieder zurück, das wusstet ihr doch aber.*

Mama hat mir auch schon wieder geschrieben, ich glaub, das macht ihr wirklich Spaß.

16. Oktober 2013

Hallo mein kleiner Sonnenschein,

wieder eine Woche geschafft. Nun bist du fünf Wochen alt und immer noch fühle ich mich gar nicht so, als hätte ich ein Baby bekommen.

Aber wir sind zurzeit sehr glücklich, dass du dich so gut entwickelst. Nur das regelmäßige Atmen, das müssen wir noch üben. Aber das bekommen wir doch locker hin, oder? Und wenn man bedenkt, dass du jetzt eigentlich noch in meinem Bauch wärst, nicht atmen und nicht verdauen müsstest, dann finde ich, dass du das doch wirklich alles schon prima machst.

Immer wenn wir bei dir sein können, macht uns das sehr glücklich. Wenn du die Äuglein aufmachst oder das zarte Lächeln übst, das ist einfach so süß. Und wie schön du dich aufregen kannst, wenn dir was nicht passt.

Jetzt siehst du schon aus wie ein »fertiges« Baby, nicht mehr ganz so zerbrechlich. Schon Wahnsinn, wenn man die Bilder vergleicht. Ich weiß noch, dass das vor drei Wochen noch ganz anders war. Die kleine Maus neben dir wog nur 1300 Gramm, eigentlich nichts, aber dieses Baby kam uns wirklich dick vor. Man verliert jeden Bezug zur Realität. Und nun bist du selbst kurz davor, so viel zu wiegen. Ich bin so glücklich. Trotzdem haben wir immer noch große Angst um dich. Jeder Alarm, wenn wir bei dir sind, lässt uns zusammenzucken, und wenn es dann auch noch ernster Alarm ist, dann bekomm ich gleich Panik.

Ich hab heut schon mal für dich eingekauft, jetzt fehlen nur noch ein paar Sachen und Papi baut noch dein Bettchen. Ein besonderes Baby bekommt natürlich auch ein besonderes Bett, ist doch klar!

Heute möchte ich dir noch was ganz tolles erzählen: Deine Facebook-Seite explodiert förmlich! Ganz viele Menschen finden dich toll, fiebern mit uns mit und freuen sich genauso über jedes Gramm wie wir.

Sogar ganz liebe Mamas, deren Babys zu den Sternen gereist sind, die selbst so viel Trost brauchen, unterstützen dich und vor allem uns. Mit dieser Seite finden wir (besonders aber ich) Kraft, Trost und vor allem Ablenkung.

Nun schlaf gut, kleine Maus. Morgen sehen wir uns wieder. Mal sehen, ob ich den Papa überreden kann, dass ich auch kuscheln darf.

Wir lieben dich!

Mama und Papa

Ein paar Tage später hat sie dann noch einen Brief geschrieben:

---

21. Oktober 2013

Hallo Sonnenschein,

na, siehst du, nun haben wir schon sechs Wochen geschafft. Aber mir wird echt übel, wenn ich dran denke, wie viele Wochen wir noch vor uns haben. Nach so langer Zeit hab ich immer noch nicht das Gefühl, Mama zu sein. Das beschäftigt mich doch sehr und ich hoffe, dass es irgendwann noch kommt.

Natürlich liebe ich dich und natürlich genieße ich jede Sekunde, die ich bei dir sein kann, aber es fühlt sich alles nicht an wie bei den anderen Kindern. Auch Dustin und Lindsey sind nach der Geburt nicht gleich nach Hause gekommen, aber es ist kein Vergleich dazu, wie es nun bei dir ist.

Mein Schatz, ich freue mich über jedes Gramm, das du zunimmst, über jeden Zentimeter, den du wächst, und auch sonst über jeden noch so kleinen Fortschritt. Du machst mich unsagbar glücklich. Ohne Papa und deine Geschwister würde ich das alles nicht schaffen. Unsere Familie ist noch enger zusammengerückt. Papa, unser Clown, weiß genau, wann und wie er mich ablenken muss, und so bringt er mich so oft zum Lachen, obwohl er selbst so viel um die Ohren hat. Unsere Lindsey verzichtet so oft auf ihre eigenen Interessen, damit wir dich besuchen können und trotzdem jemand bei Aiden ist, und Leonie unterstützt sie dabei so tapfer.

Danke meinen Lieben für alles, was ihr für uns und natürlich auch für Emily macht. Ich habe wirklich die besten Kinder, die man sich wünschen kann, und natürlich den weltbesten Schatz an meiner Seite. Das erfüllt mich mit unbeschreiblichem Stolz.

Weißt du was, mein Schatz? Ich habe dir einen wunderschönen Wagen gekauft und auch sonst bin ich endlich wenigstens in der Stimmung, für dich alles einzurichten. Auch das habe ich mich vorher gar nicht getraut, weil ich Angst hatte, dass du dir die Sache mit dem Leben doch noch anders überlegst. Papa baut dein besonderes Bettchen, und dann fehlen auch nur noch Kleinigkeiten.

So, und jetzt schlaf gut, mein Engel. Morgen sehen wir uns wieder zum Kuscheln. (Und dieses Mal bin ich dran!)

Wir lieben dich!

Mama und Papa

Die Ärzte und Schwestern sagten, dass es so langsam Zeit wird, dass ich lerne, aus dem Fläschchen zu trinken.

Und am 25. Oktober war es dann so weit!

Da kamen sie mit dem komischen Ding, das sie Fläschchen nennen. Es sei wichtig, dass ich das nun lerne, meinten sie.

Aber warum denn? Muss ich doch bis jetzt auch nicht machen und werde trotzdem satt. Das ist doch auch anstrengend, daran rumzunuckeln. Ich bin noch klein und Kinderarbeit ist verboten! Na gut, wenn sie alle drauf bestehen, dann versuch ich das eben mal.

Mhhhh, das ist gar nicht so übel. Okay, dafür kann man die Arbeit in Kauf nehmen. Und ich habe gleich die halbe Mahlzeit geschafft. Geschafft bin ich jetzt aber auch!

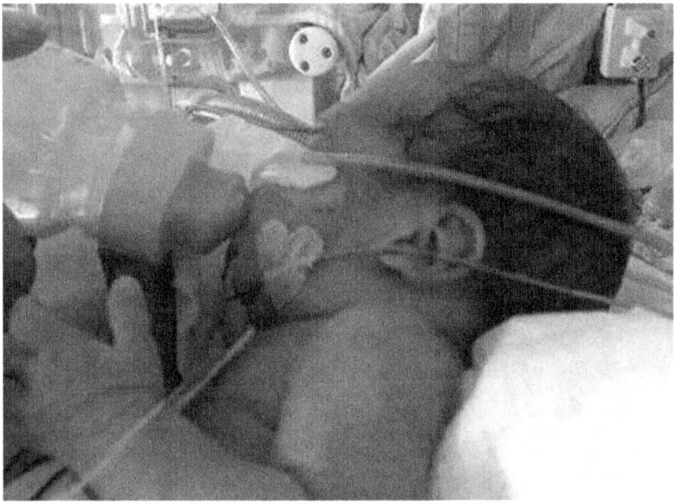

Am 29.Oktober haben wir uns gedacht, wir überraschen Mama und Papa und schauen mal, wie sie reagieren. Ich bin heimlich ins Wärmebett umgezogen. Die haben vielleicht Augen gemacht. *Also jemanden zu überraschen ist schon mal 'ne tolle Sache. Muss ich mir unbedingt für später merken.*

Mit dem Wärmebett kam auch meine erste Bekleidung. War ganz schön ungewohnt für meine Eltern, mich jetzt mit Sachen zu sehen. Ich musste mich auch erst mal umgewöhnen. Nur mit einer Windel an konnte ich besser durch mein Glashaus kriechen.

Also fassen wir mal zusammen: Ich bin jetzt sieben Wochen alt, wohne schon im Wärmebettchen, trage meine ersten Kleider und habe gelernt, aus einem Fläschchen zu trinken. Ist doch schon 'ne gute Leistung – dafür, dass ich eigentlich noch sieben Wochen in Mamas Bauch sein müsste.

Zum Monatsende habe ich noch einen Brief bekommen. Ich glaube, sie macht das immer, wenn eine Woche rum ist oder wenn etwas Besonderes passiert ist. Na, soll sie ruhig, wenn ihr das hilft.

---

30. Oktober 2013

Hallo mein kleiner Sonnenschein,

nun haben wir sieben Wochen hinter uns. Wo sind die nur hin? Anfangs erscheint alles so endlos und wenn die Zeit rum ist, denkt man sich: Das ging aber schnell.

Jetzt trinkst du schon ab und zu aus dem Fläschchen, bist sechseinhalb Zentimeter gewachsen und hast dein Geburtsgewicht verdoppelt. Ich kann gar nicht mit Worten beschreiben, wie glücklich wir sind.

So viel Neues in so kurzer Zeit! Seit gestern bist du im Wärmebettchen, hast deine ersten Sachen an ... Nun nehm ich dich auch schon mal alleine raus oder tausche mit Papa beim Kuscheln, ohne erst eine Schwester zu holen, die dich umlagert. Das gibt mir hoffentlich endlich ein Stück Mutter-Dasein. Und ich komme aus der Rolle der Außenstehenden raus – hoffe ich zumindest.

Es ist so unfassbar und erstaunlich, wie sich aus einem so kleinen und hilflosen Bündel Mensch ein so willensstarkes Baby entwickelt. Wenn du genau so bleibst und deinen eigenen Kopf weiterhin durchsetzt, dann wird mal eine große Persönlichkeit aus dir. Genau dabei werden wir dich so gut es geht unterstützen. Manchmal träume ich schon von der Zeit, wenn du endlich hier bei uns sein darfst. Ich habe zwar auch große Angst davor, dass ich nicht sofort bemerke, wenn etwas nicht stimmt, aber ich sehne auch den Tag herbei, an dem ich nicht erst 40 Kilometer fahren muss, um dich zu sehen. Zur Sicherheit haben wir schon mal ein Babyfon mit Kamera besorgt, damit ich dich auch unter Kontrolle hab, wenn du schläfst.

Die vielen neuen Eindrücke muss die Mama erst mal verarbeiten. So einfallslos wie heute war ich noch nie, wenn es darum ging, einen Brief an dich zu schreiben.

Morgen sehen wir uns wieder zum Kuscheln.

Wir lieben dich!

Mama und Papa

NOVEMBER 2013

Seit dem 5. November brauchte ich keine Unterstützung beim Atmen mehr. Na, zum Glück, ich habe diese Stöpsel gehasst.

Meine Eltern sind langsam sehr ungeduldig. Sie sagen, das Hin- und Hergefahre, die Sorgen um mich und das ganze Drumherum machen ihnen langsam ganz schön zu schaffen.

Ich hab schon klasse zugenommen, und wiege schon 1825 Gramm. Sie meinten, dass es nun nicht mehr ganz so lange dauert, bis ich endlich nach Hause kommen kann. Mama hat schon für mich eingekauft und Papa baut noch am Bettchen. *Na, da bin ich aber mal gespannt. Hoffe, er weiß, was er da tut.*

Ich hab jetzt eine Babywatch. Das ist eine Kamera an meinem Bettchen, mit der Mama im Internet nach mir schauen kann. Doof nur, dass ich sie gar nicht sehen kann. Omi, Opi, Tante Cristina und Onkel Mirco schauen auch immer mal nach mir.
Am 6. November habe ich wieder einen Brief bekommen.

---

6. November 2013

Hallo mein Sonnenschein,

acht lange Wochen fahren wir jetzt schon in die Klinik, um wenigstens ein bisschen Zeit mit und bei dir verbringen zu können.

Acht lange Wochen genießen wir jeden Augenblick, den wir mit dir erleben dürfen.

Acht lange Wochen werden wir von lieben Menschen unterstützt, die uns so viel Kraft geben.

Acht lange Wochen hoffen wir, dich bald zu uns nach Hause holen zu dürfen.

Acht lange Wochen wäre ich so gern eine richtige Mami und kann es dennoch nicht sein.

Acht lange Wochen »streite« ich mich mit deinem Vater drum, wer kuscheln darf.

Du machst deine Sache so gut, dass wir immer wieder erstaunt sind, was so ein kleines Menschlein alles schaffen und bewältigen kann. Wir sind sooo stolz auf dich!

Endlich können wir dich auch sehen, wenn wir nicht zu dir fahren können. Einerseits ist es sehr beruhigend, einfach noch mal bei dir reinzuschauen, andererseits ist es dann immer noch trauriger, dass man dich nicht berühren, nicht mit dir reden, dich nicht küssen kann.

Der Drang, dich endlich mit nach Hause zu nehmen, wird immer größer und es fällt uns von Mal zu Mal schwerer, dich allein zurückzulassen. Ich weiß, dass es keinen Ort gibt, an dem du besser aufgehoben bist – außer natürlich bei mir.

Du liegst in einem tollen Krankenhaus mit super Ärzten und den weltbesten Schwestern, die wir bisher kennenlernen durften. Uns ist durchaus bewusst, dass nicht jeder »Menschenzwerg« so großes Glück hat wie du. Umso dankbarer sind wir, dass du gesund bist und dich so super entwickelst. Und allen Mamas und Papas, denen es genauso geht wie uns, wünschen wir, dass die Kleinen ganz schnell nach Hause dürfen und gesund sind.

Bis morgen, Engel.

Wir lieben dich!

Mama und Papa

Am 8. November durfte ich von der Intensivstation auf eine normale Station umziehen. *Ich bin schon echt klasse, das muss man schon mal erwähnen. Wenn ich wüsste, was stolz sein ist und wie es funktioniert, dann wäre ich auch stolz auf mich. Na, da seht ihr mal, zu früh und zu klein ist nicht unbedingt ein schlechtes Zeichen. Hab doch von Anfang an gesagt: Unterschätzt mich nicht, ich mach das schon.*

Am 10. November kam auch endlich meine Magensonde weg. *Na, hör mal, ich hab hart daran gearbeitet, aus der Flasche zu trinken. Da brauch ich den ollen Schlauch nicht mehr. Hat mich eh nur gestört, das Teil.*

Am 13. November habe ich wieder Post von Mama bekommen.

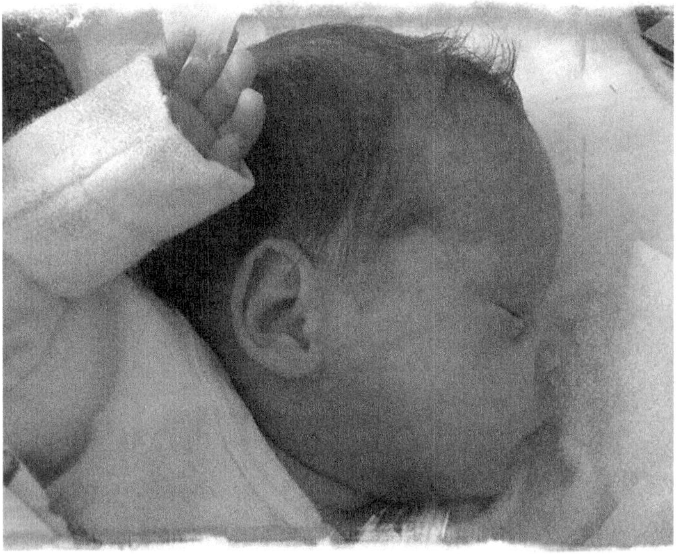

13. November 2013

Hallo mein Sonnenschein,

neun Wochen haben wir hinter uns, voll Sorge, voll Angst, aber auch voll Liebe und Glück. Jeden Tag bereitest du uns mehr Freude, es ist so schön, dir bei deiner Entwicklung zusehen zu dürfen. Es tut so gut, wenn du auf mir oder Papa liegst und selig schläfst. Jedes Mal, wenn wir bei dir sind, schenkst du uns ein bezauberndes Lächeln. Aber es fällt uns auch immer schwerer, dich zurückzulassen. Die Zeit bei dir vergeht so schnell und manchmal würd ich dich am liebsten einfach einpacken und mitnehmen. Du fehlst uns so sehr und auch deine Geschwister können es nun nicht mehr erwarten, dich endlich hier bei uns zu haben.

So ein bisschen fühl ich mich auch endlich als Mama. Endlich darf ich alles machen, ohne vorher auf eine Schwester warten zu müssen. Das macht mich sehr glücklich.

Dein Bettchen ist nun fertig und jetzt muss nur noch alles eingeräumt werden. Sag doch mal dem Arzt, dass du nun endlich nach Hause möchtest.

Ganz viele liebe Menschen begleiten uns nun seit Wochen auf deinem Weg ins Leben und nach Hause. Ganz viele liebe Menschen, die wir teilweise nicht mal kennen, die dennoch immer an uns denken und deinen Weg verfolgen. Ganz viele liebe Menschen, denen ich gar nicht genug danken kann.

Es begleiten uns auch viele Menschen, die in der gleichen Situation waren oder sind, sogar welche, die kurz davor stehen, in eine solche Situation zu kommen. Denen möchte ich gern Mut zusprechen. Viel Liebe und Ausdauer werden euch ein ganzes Stück weiterbringen auf eurem Weg. Gebt niemals auf und versucht, immer positiv zu denken. Ja, ich weiß, das hört sich immer so einfach an, aber glaubt mir, es stimmt wirklich. Wir sind in Gedanken bei euch!

So, mein kleiner Schatz, da diese Woche alles etwas durcheinander ist und wir heute schon zu dir in die Klinik kommen, lade ich deinen Brief mal nicht um 20:59 Uhr hoch, sondern vorher. Aber ich glaub, es ist dir eh schnuppe.

Wir lieben dich, Engel!

Mama und Papa

Am 14. November zeigte die Waage 2080 Gramm an. *Hey, wo ist mein 2000-Gramm-Luftballon? Es ist ja nicht fair, dass man nur bei 1000 Gramm was Tolles bekommt!* Ich finde, das sollte es immer geben, wenn man was Tolles geschafft hat.

Es ist bereits der 19. November und ich habe mal ein bisschen gelauscht. Dabei konnte ich mitbekommen, dass so langsam auf meine Entlassung hingearbeitet wird. *Na, das hör ich doch gerne. Hab schließlich auch lange und hart dafür gearbeitet.*

Das doofe Impfen habe ich schon über mich ergehen lassen und einen Monitor zum Überwachen meiner Vitalwerte haben sie auch schon bestellt.

Na supi, wann geht's los? Ich geh schon mal Tasche packen.

Also ich bin ja schon nicht die Geduldigste, aber Mama, die kann wirklich nerven. Immerzu fragte sie, wann ich endlich nach Hause komme, und sie beschwert sich, dass dieses Hin- und Hergefahre langsam wirklich unerträglich wird und dass sie mich endlich für sich alleine haben will.

Ha, ob sie da mal nicht den Papa und meine Geschwister vergessen hat? Zu Hause steht alles bereit, haben sie gesagt.

Am 20. November hat mir Mama wieder geschrieben. Jetzt, wo wir das mit den Briefen schon mal angefangen haben, will ich euch schon auch alle zeigen. Beschwerden diesbezüglich gehen bitte direkt an Mama.

20. November 2013

Hallo Sunshine,

nun sind zehn Wochen geschafft und ich hoffe sehr, dass es keine elf Wochen werden.

So langsam geht uns die Luft aus, es wird immer anstrengender und belastender, alles unter einen Hut zu bekommen. Es geht dir gut und meiner Meinung nach kannst du auch zu Hause schlafen, essen und wachsen.

Wir haben dir einen eigenen Bereich in unserem Schlafzimmer gezaubert. Ich hoffe, es wird dir gefallen. Alle Vorbereitungen sind getroffen, dein Milchpulver ist bestellt, der Kindersitz steht bereit – jetzt wart ich nur noch drauf, dass endlich mal jemand was Genaues sagt. Ich habe gestern schon angekündigt, dass ich ab Samstag keine Ruhe mehr geben werde, bis sie endlich sagen, dass ich dich nach Hause holen darf. Dann sind sie froh, wenn sie mich nicht mehr sehen müssen.

Nächsten Freitag hat Aiden Geburtstag, dann sollst du auch endlich bei uns sein!

Wenn wir bei dir sind, dann verschläfst du ja die ganze Zeit und ehrlich gesagt ist es zu schön, dich dabei zu beobachten. Du ziehst so herrliche Grimassen und immer zwischendurch lächelst du. In vier Wochen solltest du auf die Welt kommen und gerade jetzt sehne ich mich nach meinem Babybauch und danach, wie ich nun deine Tritte deutlich spüren könnte.

Ja, ich weiß, du bist schon da, und das ist auch wunderschön, aber meine Schwangerschaft vermisse ich dennoch. Bei deinen Geschwistern hab ich um diese Zeit immer gesagt, es wird Zeit, dass es vorbei ist. Wärst du mein erstes Kind gewesen, dann hätte ich so was sicher danach niemals gesagt. Andererseits, wärst du mein erstes Kind gewesen, hätte ich nach allem, was wir die letzten Wochen erlebt haben, sicher kein weiteres Kind bekommen.

Oh Mann, heute weiß ich überhaupt nicht, was ich schreiben soll ... Wir freuen uns wahnsinnig auf morgen und vermissen dich von Tag zu Tag mehr, es ist kaum noch auszuhalten.

Gute Nacht, mein Engel.

Wir lieben dich!

Mama und Papa

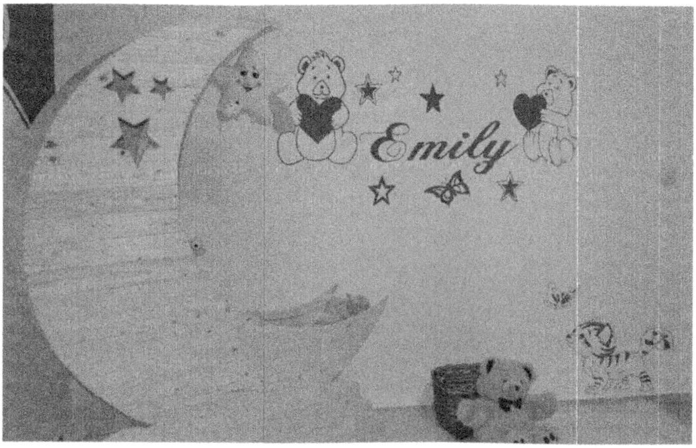

Am 24. November hatten Mama wieder 'ne tolle Idee. Da bei Frühchen ja nicht der Fotograf ins Krankenhaus kommt, hat sie einfach ihr Blitzdings mitgebracht und mit mir ein Fotoshooting in der Klinik gemacht. Ist schon lustig, meine Mama. Na ja, ich hab nicht viel davon gemerkt. Kleine Prinzessinnen brauchen ihren Schönheitsschlaf.

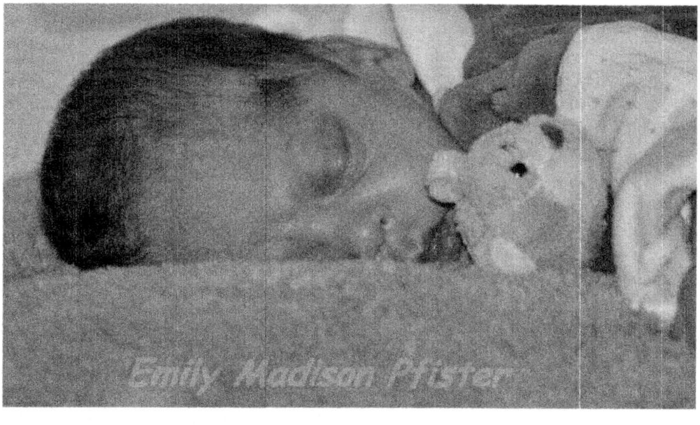

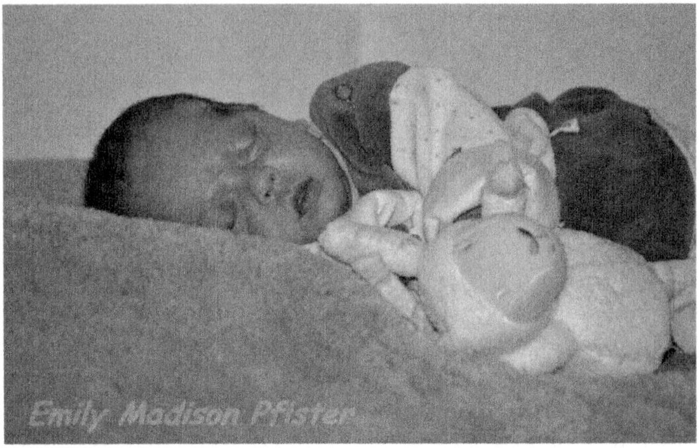

Mein Bruder hat in fünf Tagen Geburtstag, dann wird er vier Jahre alt. Papa sagte, er wünscht sich, dass ich bis dahin auch zu Hause bin und mit ihm feiern kann. Mama hat schon alle zum Impfen geschickt. Sie meinte, wer nicht gegen Keuchhusten geimpft ist, darf nicht in meine Nähe.

Ach ja, heute habe ich einen Brief von meinem Papa bekommen.

24. November 2013

Hallo mein Engel,

erst mal wieder ein Dankeschön an alle, die neu dazugekommen sind, uns beistehen und immer mit uns mitfiebern.

Jetzt zu dir, mein Engel:

Also, auch ich muss jetzt mal sagen, dass es Zeit wird, dass du endlich nach Hause kommst. Ich als Papa bin zwar stark, aber in so einem Fall wie bei dir geht auch mir langsam alles sehr nah.

Anfangs konnte ich mich nicht wirklich damit abfinden, dass es so was auch gibt. Es war alles so irreal, trotzdem haben auch wir gekämpft, mein Schatz. Wir haben gelernt, dich zu lieben, in jeder Minute, die wir bei dir waren. Jedes Kuscheln, jede Berührung, jedes kleine Lächeln, das du uns schenkst, hat dazu beigetragen.

Heute ist es so schwer, dich zu besuchen, nicht weil wir es nicht wollen, sondern weil es uns unheimlich schwerfällt, wieder zu gehen. Ich habe seit Tagen Bilder im Kopf, die einem ganz schön an die Nieren gehen. Das muss langsam aufhören und das geht auch nur, wenn du endlich zu Hause bist.

Ich möchte wirklich nicht mehr lange mitmachen, dass wir immer dann gehen müssen, wenn du munter bist! Du schaust uns mit deinen kleinen Augen an, wenn du im Bettchen liegst, und mir kommt es so vor, als wenn du sagen möchtest: »Bitte geht nicht.« Man kann sich nicht vorstellen, wie schlecht man sich fühlt, obwohl man keine Wahl hat.

Natürlich kommen auch mit jedem Tag, den du näher am Heimkommen bist, wieder Ängste und Sorgen.

Die Zeit, in der man einfach mal nach der Schwester klingelt, sind dann vorbei. Schlaflose Nächte werden kommen, aber ich weiß, wir bekommen das mit Mama zusammen hin.

Ich hoffe, du schläfst schön, mein Schatz.

Wir lieben dich!

Mama und Papa

Oh, wie cool ist das denn? Heut ist der 26. November und die Mama zieht bei mir ein.

Aber halt – sollte ich nicht eigentlich ausziehen? Ich glaub, die haben da was verwechselt. Ich möchte doch nach Hause und nicht die Mama ins Krankenhaus!

Ach, das machen die, damit die Mama sieht, wie das alles so den ganzen Tag abläuft und damit sie lernt, wie das mit dem Monitor funktioniert.

Sie hatte nämlich Angst, weil ich manchmal meine Milch wieder ausgespuckt habe. Die kam dann zum Mund und der Nase raus. Dann bekam ich aber Panik, weil ich nicht mehr atmen konnte, und so ging eins ins andere, denn wenn ich nicht atmen konnte, bekam ich keinen Sauerstoff, und dann piepte mein Monitor. Mir musste dann alles abgesaugt werden, und dann ging das wieder.

Ich hab viel mit Mama gekuschelt und wir haben die Zeit zu zweit genossen. Nur schlecht geschlafen hat sie. Ich weiß ja nicht, warum, aber sie hat die halbe Nacht meinen Monitor beobachtet. *Na, wenn du das zu Hause auch so machen willst, dann siehste aber in ein paar Tagen ganz schön mitgenommen aus.*

Am Nachmittag kam der Monitormann, der brachte mir meinen Heimmonitor und erklärte Mama und Papa dann auch alles. Die beiden mussten dann noch einen Reanimationskurs machen und dürfen mich dann mit nach Hause nehmen. *Ist das nicht klasse?*

Der Arzt sagte, ich hab die beste Entwicklung hingelegt, die man sich für ein Extremfrühchen nur wünschen kann. Tja, was soll ich sagen, ich bin eben Mamas Tochter.

Jetzt hat es auch lang genug gedauert. Alle warten auf mich und ich will nun auch mal sehen, was es noch so gibt außer Krankenhaus.

Mama hat mir noch einen Brief geschrieben.

27. November 2013

Hallo Sonnenschein,

tja, was soll ich sagen, nun sitz ich hier in meinem Krankenhausbett und sehe dir zu, wie du selig schläfst. Nichts könnte mich in diesem Moment glücklicher machen.

Elf megalange Wochen haben wir nun damit verbracht, zwischen Krankenhaus, Arbeit, Haushalt, Renovieren, deinen Geschwistern, den Hunden und vielen anderen Terminen hin- und herzupendeln. Sehr viel musste in dieser Zeit liegen bleiben. Es war auf alle Fälle sehr anstrengend, und dennoch hat sich jede einzelne Sekunde gelohnt.

Ja, endlich bin ich auch vom Gefühl her eine vollwertige Mama und ich möchte dich keine Sekunde mehr missen, genau wie deine Geschwister. Alle meine Kinder um mich zu haben und natürlich auch meinen Schatz, das ist einfach das Größte.

Mein Weihnachtswunsch für dieses Jahr ist, nur mit euch zusammen zu sein und dass auch all die anderen Babys, Kinder und kranke Menschen bei ihren Lieben zu Hause feiern können.

Wenn man eine solche Zeit durchlebt hat, weiß man Familie noch viel mehr zu schätzen als vorher. Nichts ist wichtiger als gegenseitiges Vertrauen und Zusammenhalt.

Nichts ist kostbarer, als gesund zu sein, und nichts ist unentbehrlicher als die aufrichtige Liebe von und zu seinen Kindern.

Dabei möchte ich es für heute belassen.

Wir lieben dich!

Mama und Papa

Der 28. November war ein bedeutender Tag für mich und meine Familie, denn ich durfte nach Hause. Die Mama war schon ganz aufgeregt und wartete darauf, dass Papa kommt. Ich hatte die Ruhe weg. *Ich muss mich schonen, von zu viel Anstrengung nimmt man ab, und das will doch jetzt keiner …*

Ich sag euch, das war echt knapp mit der Entlassung. Ausgerechnet diese Nacht musste ich wieder spucken. Ich bekam es einfach noch nicht auf die Reihe, dass dieses Zeug nur aus meinem Mund kommt. Also kam es wieder durch Mund und Nase. Ich hab natürlich wieder Panik bekommen und konnte nicht atmen, und so musste die Schwester kommen und mir die Nase frei saugen. Wenn man einen ernsten Alarm hat, und der war so was von ernst, dann darf man eigentlich nicht nach Hause und muss noch weitere fünf Tage in der Klinik bleiben.

Ich hatte echt Glück, dass ich nicht das erste Kind meiner Mama bin und einen Heimmonitor hatte. Nur deswegen durfte ich trotzdem nach Hause.

Meine Entlassungsmaße waren: 2310 Gramm, Kopfumfang 32 Zentimeter, Körpergröße 45,5 Zentimeter.

Und soll ich euch mal was erzählen? Ich war eigentlich noch gar nicht geboren. Denn es war der 28. November 2013. Geboren werden sollte ich eigentlich erst am 21. Dezember 2013.

Da staunt ihr, was? Ich hab's geschafft, ich war gesund und schon überpünktlich bei meiner Mama zu Hause.

Und morgen hat mein Bruder Geburtstag – ich habe es auch geschafft, ihm seinen großen Wunsch zu erfüllen. Ich werde da sein und mit ihm und meiner Familie feiern.

Was ist Feiern eigentlich?

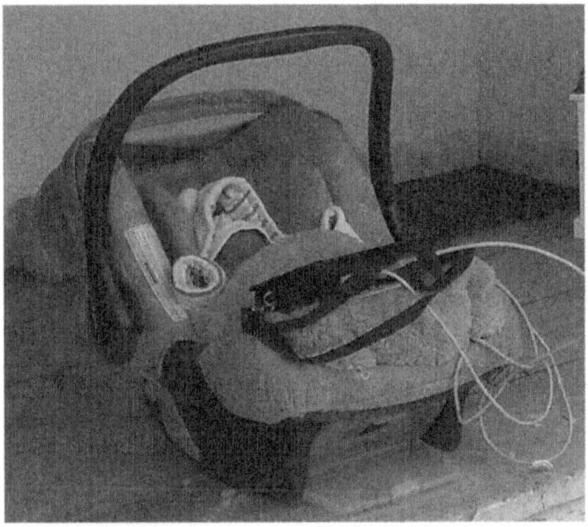

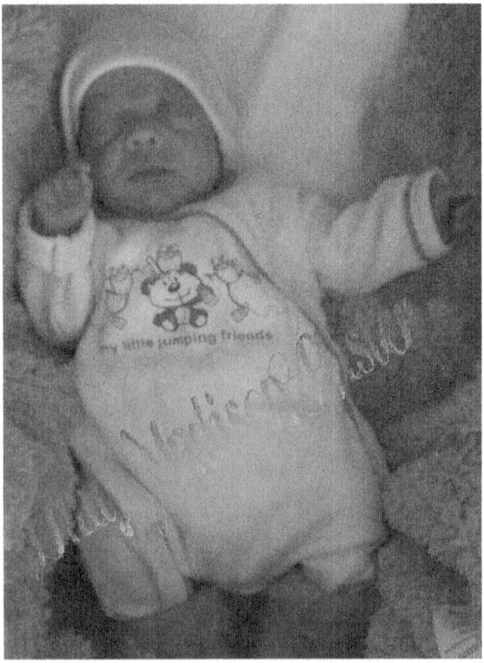
my little jumping friends

DEZEMBER 2013

Jetzt bin ich gerade mal ein paar Tage zu Hause und Mama macht nur Blödsinn mit mir. Sie hat ganz hektisch in Leonies Puppenschrank gewühlt und mir dann tatsächlich die BABY born-Mützen angezogen. Sie hat das echt ausgenutzt, dass ich mich nicht wehren konnte.

Auf meiner Fanseite haben alle geschrieben, dass ich ja schon so groß sei, dabei war ich wirklich noch ein Winzling. *Aber 'ne große Stimme hab ich schon, das könnt ihr mir glauben!*

Mama hat mich am 2. Dezember aus dem Schlaf gerissen. Mann, ich dachte, sie haben ihr erklärt, was sie tun muss, wenn mein Monitor Alarm macht. Also: Es hat gepiept und so schnell konnte ich gar nicht schauen, wie sie mich aus dem Wagen gezerrt hat und auf dem Weg zum Arzt war. Hat sich sicher erschrocken, die Mama. Frau Dr. Christl hat mich abgehört, auch so mal nach mir geschaut und konnte nix feststellen. *In den nächsten Wochen und Monaten wird Mama hoffentlich nicht mehr bei jedem Alarm zum Arzt rennen.*

Am 3. Dezember ist Oma Manuela aus Mittenwald gekommen. Sie konnte mich ja noch gar nicht besuchen und hat sich richtig doll gefreut. Und wir haben auch viel gekuschelt.

Am 4. Dezember bekam ich wieder Post von Mama. *Ich find es klasse, dass sie so gern schreibt, dann kann sie ja vielleicht irgendwann ein Buch für mich schreiben.*

4. Dezember 2013

Hallo mein Sonnenschein,

hey, du bist heute zwölf Wochen auf dieser Welt und ich hab dich seit fast einer Woche zu Hause. Ja, es ist sehr schön und ich genieße jede Sekunde. Den Tagesablauf haben wir uns auch schön aufgeteilt. Es klappt auch alles sehr gut.

Dein Überwachungsmonitor und ich werden sicher nicht die besten Freunde – eigentlich sollte mir das Ding etwas Sicherheit vermitteln, dachte ich zumindest.

Es ist aber eher so, dass es mich verunsichert, weil man ständig dieses Teil im Auge hat und schaut, ob gerade irgendwelche Werte absinken oder nicht. In der ersten Nacht zu Hause hatten wir gefühlte tausend Fehlalarme. Das hab ich dann aber am nächsten Morgen ganz schnell in den Griff bekommen, und nun haben wir Ruhe.

Gestern dein erster ernster Alarm … meine Fresse, ich sag dir … ich hab 'nen Schreck bekommen. Aber bis ich an deinem Bettchen war, war es schon wieder vorbei. Dann schnell zum Check bei meinem Hausarzt, der nur ein Haus weiter ist. Aber zum Glück war ja alles okay. Auf eins kannst du dich aber verlassen, mein Engel: Dass du mir meine ersten drei grauen Haare verschafft hast, werd ich dir sicher den Rest deines Lebens vorhalten.

Trinken, essen, schlafen, kacken – im Moment wäre ich auch gern ein Baby. Mein Nervenkostüm ist doch immer noch sehr angekratzt. Aber du hast wirklich einen tollen Papa, der sich nicht zu fein ist, auch mal nachts aufzustehen und dich zu versorgen. Trinken tust du auch endlich wieder normal, auch du musstest sicher erst zu Hause ankommen. Zurzeit sind es circa alle fünf Stunden 70 bis 90 Milliliter. Den doofen Blähungen haben wir nun mit Kirschkernkissen den Garaus gemacht und ich bin froh, wenn ich dir da irgendwie Erleichterung verschaffen konnte.

Gestern ist deine Omi aus Mittenwald angereist, und auch sie ist natürlich fasziniert von dir. Nun muss ich dich ein paar Tage auch noch mit ihr teilen, aber sie sieht dich ja auch nicht so oft.

Deine Geschwister rauben mir auch den letzten Nerv – seit du zu Hause bist, ist nur noch Gestreite und Gezicke – und du, mein Schatz, bist der Grund: »Heut will ich Emily wickeln, heute will ich sie aber füttern, nein, du warst gestern schon dran …«. Hallo, kann ich meine kleine Emily auch mal halten, wickeln, füttern?

Komisch, nachts überlassen sie das gern mir. Vielleicht sollte ich sagen, sie dürfen dich nur noch nachts nehmen, dann streitet sich sicher niemand mehr. Dafür machen wir es uns dann immer nachts in meinem Bett bequem und kuscheln und schlafen den Rest der Nacht zusammen.

Auf alle Fälle liebt dich hier jeder und alle sind sehr froh, dass wir die letzten Wochen so gut gemeistert haben, und vor allem, dass du nun endlich hier bei uns sein kannst.

Wir lieben dich, kleiner Engel!

Mama und Papa

Die Tage verfliegen nur so, das hat die Mama immer gesagt. Am 9. Dezember musste ich zum Kinderarzt. Da haben sie die U4 gemacht.

Ich wiege jetzt 2700 Gramm, bin 45 Zentimeter und habe einen Kopfumfang von 32,4 Zentimetern – das mit den Maßen und Gewichten ist so 'ne komische Sache.

Mama meinte, weil ich immer abwechselnd in der Klinik und beim Kinderarzt gemessen und gewogen worden bin, bringt das alles durcheinander.

Sie ärgerte sich darüber ein bisschen.

Also mir ist das schnuppe.

Am 11. und 12. Dezember habe ich wieder Post bekommen. Dieses Mal einen Brief von Mama und einen von meinem Papa. Das ist etwas Besonderes, denn es kommt nicht so oft vor.

11.Dezember 2013

Hallo mein Sonnenschein,

Nun bist du 13 Wochen alt und morgen sind es zwei Wochen, die du schon zu Hause bist.

Weißt du, vor ein paar Wochen, war es so, dass ich aus dem Krankenhaus gekommen bin, irgendwann schlafen ging und nachts aufwachte, weil ich das Gepiepse deines Monitors hörte.

Heute ist es so, dass ich an manchen Tagen so kaputt bin, dass ich es nicht höre. Nur gut, dass wir den Papa haben. Nach solchen Nächten bin ich fix und fertig, weil ich nicht verstehen kann, warum ich es nicht gehört habe, wo es doch so wichtig ist.

Dieses verdammte Scheißding geht mir so auf den Senkel! »Amplitude ungenügend, Blockakku laden, Sensor überprüfen, Puls wird gesucht, Herzrate wird ermittelt, Apnoe erkannt« und so weiter …

PIEP, PIEP, PIIIIIEP … Ich könnt ihn manchmal an die Wand schmeißen.

Wer es nicht selber erlebt hat, kann sich gar nicht vorstellen, wie sehr einen so ein Stück Technik beeinträchtigen kann. Staubsaugen kann man nur in der Nähe des Monitors, weil man Angst hat, dass man das

Piepen sonst nicht hören könnte, duschen oder baden geht nur, wenn noch jemand da ist, der auch in die Handhabung eingewiesen ist.

Das Teil wollt ich unbedingt haben, nun hab ich es und bin froh, wenn es mal wieder weg ist. Und am wohlsten fühle ich mich, wenn du nicht angeschlossen bist und wir kuscheln, dann spüre ich deinen Atem und fühle mich sicher. Erstaunlich, dass auch »normal« geborene Babys diese Anfälle haben und es keiner mitbekommt, weil sie eben nicht an einen Überwachungsmonitor angeschlossen sind.

Ich nehm dich nun jeden Morgen mit in die Kita. Aiden ist sichtlich stolz auf dich und auch die anderen Kinder finden dich total klasse, vor allem die Mädchen. Es wäre nur echt hilfreich, wenn du deinen Hunger nicht immer auf die Bring- und Abholzeiten legen würdest.

Die U4 hast du nun auch hinter dir und mich würde interessieren, was denn »altersgemäß entwickelt« bedeutet ... Altersgemäß dafür, dass du noch nicht da wärst, oder altersgemäß für ein drei oder vier Monate altes Baby? Letzteres kann ich mir eigentlich nicht vorstellen, aber dein Geburtsdatum wurde nicht korrigiert. Vielleicht kann mir da mal jemand schreiben, der auch ein Frühchen hat, und weiterhelfen. Also alle Fragen, ob du dies und das schon kannst, konnte ich bejahen – aber greifen? Das hast du schon von Anfang an gemacht, genau wie deinen Kopf heben und drehen.

Und um die Synagis-Spritze bist du ja noch mal rumgekommen, aber am 23. musst du sie haben, mein Engel. Keine Angst, ich werde bei dir sein und dich trösten, wenn du weinst.

Nächste Woche geht es dann weiter: Neugeborenenambulanz, Augenarzt ... Bin ich froh, wenn wir das alles irgendwann nicht mehr brauchen. Ich dachte, wenn du mal entlassen wirst, dann wird es leichter, weniger stressig und anstrengend – aber Pustekuchen.

Die Einzige, die ihr Ding macht und superlieb ist, das bist du, mein Engel. Essen, schlafen, ka**** – was würd ich an manchen Tagen dafür geben, mit dir tauschen zu können!

Die Oma war auch da. Ich glaub, die hat sich sofort in dich verliebt und dachte, sie ärgert mich, wenn sie dich den ganzen Tag durch die Gegend schleppt – verwöhnen, pah. Das hat wohl nicht geklappt, denn du schläfst weiterhin überall: Bett, Laufgitter, Kinderwagen, auf Mama, auf Papa, auf deinen Geschwistern.

Wir lieben dich und sind so wahnsinnig stolz auf dich!

Mama und Papa

12. Dezember 2013

Hallo mein kleiner Engel,

auch Papa muss mal wieder was loswerden. Weißt du, seit du zu Hause bist, ist alles noch viel schwerer als vorher.

Jeden Tag schau ich mir deine Bilder an und sehe, wie prächtig du dich entwickelst. Leider ist es momentan doch eher so, dass ich nicht mehr so viel von dir habe wie vorher. Wenn ich um halb fünf aufstehe, schläfst du noch, wenn ich abends um fünf nach Hause komme, schläfst du auch schon wieder. Der Alltag raubt mir die Zeit mit dir, denn wenn ich von der Arbeit komme, geht's ja noch weiter. Wenn wir dann fertig sind, ist es schon acht, du bist versorgt und ich möchte dir natürlich nicht deinen Schlaf rauben.

Ab und zu komm ich zwar mal dazu, mit dir zu kuscheln, aber das ist nicht viel. Ich freu mich jetzt so sehr auf die Winterpause, damit Mama und Papa mal gemeinsam Zeit für dich haben.

Auch Sorgen und Ängste haben wir genug, deshalb wäre es echt mal schön, einen Gang runterschalten zu können, um die Zeit mit dir genießen zu können.

So, mein Schatz, Papa macht jetzt Feierabend und sagt nur noch schnell: Wir lieben dich über alles.

Gute Nacht!

Papa, Mama und deine Geschwister

Am 16. Dezember hatte ich einen Termin in der Kinderklinik. Ich hab alles gegeben, um dem Arzt zu zeigen, dass ich so gar keine Lust auf diese Untersuchungen habe. Aber selbst als ich ihm auf die Hand gepullert habe, ist er noch cool geblieben.

Nun weiß ich echt nicht, was ich noch machen soll. Ich wiege jetzt 2780 Gramm.

Der Arzt sagte, ich nehme nicht schnell genug zu, und Mama muss mir einen Zusatz in die Milch machen. Ihr müsst wissen, die haben da so Kurven und nach Möglichkeit sollte man in dieser Kurve bleiben, egal ob mit dem Gewicht oder bei der Größe. Das ist wie beim Autofahren, da isses auch nicht so prickelnd, wenn man aus der Kurve kommt.

Mama hat das alles nicht so ernst genommen, sie sagte immer, dass jeder eben sein eigenes Tempo hat und ich das alles kann – das habe ich schließlich schon oft genug bewiesen.

Danach war Augenarzt angesagt. Mama sagte, dass sie mich zwar nie alleine lässt und mir immer beisteht, aber das kann sie sich nicht antun. Der Arzt hat meinen Eltern auch abgeraten, da mit reinzugehen. Ich sag euch, das ist auch besser so. Nach zwei Minuten war der Spuk vorbei und wir konnten wieder nach Hause fahren. *Hab Augen wie ein Adler …*

Der 21. Dezember ist für Mama und Papa ein besonderer Tag, denn an diesem Tag sollte ich eigentlich auf die Welt kommen. Darum hat mir Mama auch wieder geschrieben.

21. Dezember 2013

Hallo Sonnenschein,

heute sollte unser großer Tag sein, na, und vor allem natürlich deiner. Denn heute solltest du das Licht der Welt erblicken.

Ja, wie ich bei deinen Geschwistern die letzten Wochen in der Schwangerschaft verflucht habe, so fehlen sie mir bei dir vollkommen.

Sich nicht mehr richtig bewegen zu können, die Tritte deutlich zu spüren, kaum noch was essen zu können, weil kein Platz mehr ist, nicht wissen, in welcher Position man schlafen soll, 3-D-Ultraschall (der Termin stand schon fest), Babybauch bemalen (die Farben kamen einen Tag nach deiner Geburt), Gipsabdruck machen ... Das alles hätte ich so gern mit dir erlebt.

Aber du hast ja allen den dicken Finger gezeigt und vor allem hast du allen gezeigt: »Hey schaut her, ich zieh mein eigenes Ding durch!«

Ich habe dich nicht sehen können, als du geboren wurdest, aber dein leises Wimmern habe ich vernommen, auf das alle warteten. Als ich dich dann sah –all die Schläuche, all die Kabel, all die Infusionen – war mein erster Gedanke: »Okay, hab sie bloß nicht lieb, fass sie nicht an, gewöhn dich nicht an sie, denn sie wird eh nicht hier auf dieser Erde bleiben. Das kann sie gar nicht schaffen.«

Aber du hast mich eines Besseren belehrt. Du hast mir gezeigt, dass auch die ganz Kleinen ganz groß sein können, dass auch die Schwächsten zu den Stärksten werden können und dass es sich lohnt, dich zu lieben, an dich zu glauben, zu hoffen und zu kämpfen.

Alle meine Kinder sind mein Glück und ihnen gehört meine Liebe und mein Leben, aber du, du bist außerdem noch unser kleines Wunder. 32 Zentimeter und 830 Gramm GEBALLTER LEBENSWILLE.

Wenn du den Rest deines Lebens mit demselben Willen und dem gleichen Ehrgeiz angehst und bewältigst, dann wird sicher eine große Persönlichkeit aus dir.

Auf diesem Weg werden wir dich begleiten, so gut wir dies können.

Wir lieben dich!

Mama und Papa

Bei uns hat es auch schon geschneit. Sie haben mir immer vom Schnee erzählt, aber dass das Zeug so kalt ist, das hat keiner erwähnt. Am 22. Dezember haben wir einen langen Schneespaziergang gemacht.

23. Dezember: Wieder so ein verhasster Kinderarzt-Termin. *Also meine Kinderärztin ist total nett und sie redet auch immer mit mir so lustige Sachen. Aber das Festhalten und Wiegen kann ich gar nicht leiden. Festgehalten wurde ich schon genug in meinem kurzen Leben.*

Ich hab es trotzdem irgendwie überlebt und Mama freut sich, dass ich jetzt 3100 Gramm wiege.

Dann kam sie doch tatsächlich mit einer Spritze um die Ecke. *Hey, wir sind hier doch nicht im Krankenhaus!*

Synagis? Wichtig, damit ich keine RSV-Infektion bekomme? Das ist mir eigentlich egal. Ich will keine Spritze und fertig.

Na klasse, wenn ich jetzt größer und stärker wäre, dann könntet ihr was erleben.

Wir sind dann wieder nach Hause gefahren, nachdem Mama mich getröstet und beruhigt hat. Da war ich dann so erschöpft, dass ich gleich eingeschlafen bin. Ja gut, nicht gleich, auf mein Fläschchen hab ich schon noch bestanden.

Meine Herzfrequenz hat dann Samba getanzt. Sie ging ganz schnell hoch und genauso schnell wieder zu weit runter. Mein Monitor hat allerdings gar nicht gepiept. Weder bei zu hoch noch bei zu niedrig. Mama hat's dann mit der Angst zu tun bekommen und meine Ärztin angerufen.

Und – schwups! – landete ich in der Kinderklinik. Ich sag euch, wenn du da erst mal hinfährst, dann stehen deine Chancen mal ganz schlecht, am gleichen Tag noch nach Hause zu dürfen. Und genau so war es auch bei mir. Sicher ist sicher, haben sie gesagt, und ich musste zur Beobachtung dableiben.

Also, ich konnte die ganze Aufregung gar nicht verstehen, hab alles verschlafen.

Leute, morgen ist Weihnachten, da möchte ich aber schon wieder zu Hause sein.

WEIHNACHTEN 2013

Zum Glück bin ich wieder zu Hause. Sicher haben sie mich gehen lassen, weil Mama angedroht hat, mit der ganzen Familie und dem Tannenbaum in die Klinik zu kommen.

Weihnachten ist ja eine total tolle Erfindung. Es duftet so lecker, überall leuchten bunte Lichter, Mama und Papa haben den Wald ins Wohnzimmer geholt. Perfekt also für kleine neugierige Kinder und vor allem kleine Babys wie mich.

Mami sagt immer, Weihnachten ist für sie ein Tag wie jeder andere. Und dass sie nix davon hält, wie manche gerade zu Weihnachten heile Welt spielen. Auch an Weihnachten sterben und hungern Menschen sowie Tiere und für Mama sind Familie und Freunde das ganze Jahr wichtig.

Scheint schon viel erlebt zu haben, die Mama.

Wir haben viele tolle Geschenke bekommen und uns ein paar kuschelige Tage gemacht. Weihnachten ging genauso schnell wieder, wie es kam. Na ja, mir ist das noch egal. Hauptsache, ich habe mein Fläschchen und eine saubere Windel und meine Familie. Alles andere ist noch nicht so wichtig, wenn man so ein kleiner Hosenpupser ist.

Am 29. Dezember haben wir spontan die Oma besucht. Mama hat das ganz heimlich mit Onkel Mirco abgekaspert. Der war nämlich mit Tante Karina und meiner Cousine Jasmine zu Besuch bei Omi. Und wir dachten, das ist eine gute Gelegenheit für mich, die drei auch persönlich kennenzulernen. Bis zu Omi sind es nur drei Stunden Fahrt und nicht so weit, als wenn wir zu Onkelchen nach Thüringen fahren würden.

Alle haben sich gefreut und wir haben zwar nicht viel, aber dafür eine schöne Zeit gehabt. Spätabends und ziemlich erschöpft waren wir dann auch schon wieder zu Hause.

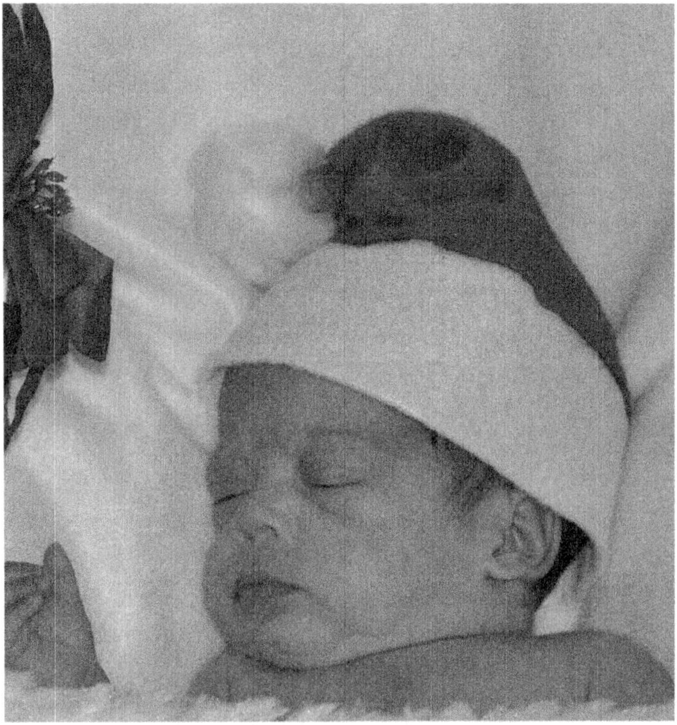

Und am 30. Dezember musste ich schon wieder zu einem Termin in die Kinderklinik. *Ich muss ja ziemlich wichtig sein, das die mich dort so oft sehen wollen.*

Meine Blutwerte waren beim letzten Termin dort nicht so gut und darum musste ich schon wieder gepikst werden. Meine kleinen Händchen waren schon voll Narben, von Zugängen und Blutabnahmen.

Also ich hab wirklich mein Bestes gegeben und mich gewehrt, so gut es ging. Aber gegen drei Erwachsene bin ich einfach noch nicht angekommen.

SILVESTER 2013

Ich weiß gar nicht, warum um das Silvesterding so ein Theater gemacht wird. Ich habe geschlafen und finde auch gar nicht, dass ich irgendetwas verpasst haben könnte.

Nun war ich ja schon eine Weile zu Hause und hatte genug Gelegenheit, meine Familie richtig kennenzulernen.

Ich sag euch, das ist ein ganz schön chaotischer Haufen. Abends, wenn alle zusammen sind, dann geht hier echt die Post ab. Es wird viel geredet, getobt und gelacht.

Manchmal denke ich mir schon: »Wo bin ich hier nur gelandet?« Aber alle kuscheln und knutschen mich immer. Sie sind zwar ein bisschen laut, aber wenigstens auch lustig und herzlich. Hier wohnen auch so Dinger … Mama sagt, das nennt man Hunde. Die knutschen mich auch immer und ich glaub, die haben auch ein bisschen Angst vor mir. Wenn die zu mir kommen, dann sehen sie aus wie Giraffen, sie machen dann einen ganz langen Hals, damit sie schneller flüchten können. Das kleine weiße Ding heißt Sally, die legt sich immer zu mir und beschützt mich. Sie weiß ja nicht, dass ich schon auf mich alleine aufpassen kann.

Dann gibt es noch Flash und Attila, die sind soooooo groß. Und weil der Flash eine Wildsau ist, darf er auch noch nicht so oft zu mir. Nur mal kurz schnuppern, sagt die Mama immer. Attila will gar nicht so zu mir, der kann es nicht leiden, wenn ich schreie, und wenn ich ihn berühre, dann flüchtet er. Sind ja tolle Beschützer, die meine Mama da hat.

Aber toll find ich sie alle drei. Mal sehen, was ich mit denen noch so alles anstellen kann.

JANUAR 2014

Den Januar hab ich gut gestartet und fleißig das Durchschlafen geübt. Am 8. Januar hab ich es sogar geschafft, acht Stunden zu schlafen. Mama und Papa haben sich wahrscheinlich am meisten darüber gefreut.

Wenn ich munter war, brabbelte ich manchmal schon ein bisschen und am liebsten lächelte ich alle an. Mama machte auch immer Videos von mir. Leider kann ich die euch hier nicht zeigen. Hab mein Bestes gegeben, aber ich bekomm sie einfach nicht in dieses Buch gestopft.

Dafür hab ich noch einen Brief für euch. Eigentlich gibt es ja ein Briefgeheimnis, das hat mir meine Mama erzählt. Aber weil ihr es seid, dürft ihr meine Briefe, zumindest die von Mama und Papa, lesen.

---

8. Januar 2014

Hallo mein Sonnenschein,

jetzt bist du 17 Wochen alt, mein Engel.

Ich hab dir nun eine Weile nicht geschrieben, weil ich beschlossen habe, dass ich einfach schreibe, wenn mir danach ist. Nicht weil gerade Mittwoch ist und du eine Woche älter geworden bist. Das war so auch nur für die Krankenhauszeit gedacht.

Nun haben wir das erste Weihnachtsfest hinter uns und ich war so froh, dass du trotz kurzzeitigem Krankenhausaufenthalt bei uns warst. Aber soll ich dir was verraten? Nichts und niemand hätte mich daran gehindert, dieses Weihnachten mit DIR zu verbringen. Wir hatten schon geplant, alle Geschenke und Geschwister einzupacken und in die Klinik zu kommen. Na, da hatten sie aber Glück dort, das du nach Hause durftest.

Wir haben auch unser erstes gemeinsames Bad hinter uns. Uiii, das war schon nicht so einfach. Wenn du sauer bist, dann kannst du ganz schön zickig werden – und baden gehört zu den Dingen, die du so gar nicht leiden kannst. Aber wenigstens hast du mir nicht ins Wasser gepinkelt …

Weißt du, wenn du schläfst, dann beobachte ich dich so gern. Du bist so friedlich, zart, so süß, wenn du im Schlaf immer wieder lächelst – und manchmal auf einmal ein leises Wimmern, wenn du kurz vorm Weinen bist. Ich würd alles dafür geben, manchmal deine Gedanken oder Träume zu kennen, aber das wird wohl dein ewiges Geheimnis bleiben. Ich streichel dich dann immer, deine Wangen und den Hals. Oft sieht es aus, als würdest du es richtig genießen. Du hältst ganz lange den Kopf, drehst ihn auch schon allein, obwohl du das ja auch schon in deiner Frühchenzeit konntest. Du fängst an, uns nachzusehen, und auch das mit dem Erzählen versuchst du schon. Wie schnell doch die Zeit vergeht. Und wie unrealistisch die Anfangszeit war. Wenn wir nicht all die Bilder und Vergleiche hätten, dann würde es uns vorkommen, als sei alles nur ein böser Traum gewesen.

Deine kleinen Händchen, die so oft nach unseren suchen, um sich festzuhalten. Wie du versuchst, dich hochzuziehen, wenn man dir die Finger reicht. Irgendwie erlebt man nun alles noch viel intensiver. Vielleicht gerade weil du einen schwereren Start ins Leben hattest.

Dennoch bist du kein verwöhntes Baby. Und wirst es auch nicht werden – damit musst du wohl leben. Mama legt nämlich Wert auf Selbstständigkeit.

Wir lieben dich!

Mama und Papa

PS: In diesen Tagen drücken Mama und Papa ganz fest die Daumen für den kleinen Niklas, der gestern mit 735 Gramm und 32 Zentimetern das Licht der Welt erblickte. Wir hoffen, dass er sich genauso schnell und gut entwickeln wird, wie du das getan hast.

Am 20. Januar habe ich die 4000-Gramm-Marke geknackt. Warum freuen sich die Erwachsenen eigentlich, wenn ich immer dicker werde? Vielleicht sollte ich sie in 20 Jahren mal an diese Freude erinnern.

Eigentlich sollte ich wieder diese Synagis-Spritze bekommen, gegen die RSV-Infektion. Aber ich musste in die Klinik, weil ich schon erkältet war und weil ich ja so ein kleiner Winzling war und eigentlich auch noch bin, muss das beobachtet werden.

Dann hab ich in der Klinik immer die Brumme-Luft aus dem Inhalator bekommen und mich schön ausgeruht.

Am 22. Januar habe ich wieder einen Brief von meiner Mama bekommen. Sie ist traurig, dass ich nicht zu Hause sein kann. Dann war sie auch noch krank und mein Bruder Aiden auch.

---

22. Januar 2014

Hallo mein Sonnenschein,

jetzt bist du 19 Wochen alt und wirst immer süßer.

Eigentlich war ich so naiv zu glauben, dass alles besser wird, wenn du erst mal zu Hause bist, dass die Ängste kleiner werden, weil man dich ja endlich hier hat. Tja, wie konnte ich nur so dumm sein?

Bei jedem ernsten Alarm bekommt man den Schock seines Lebens. Wenn du dich mal anders verhältst als sonst, bekommt man Angst, dass du dir irgendetwas eingefangen hast. Wenn du zu lange schläfst, macht man sich Sorgen, dass was nicht stimmt, und wandert durch die Wohnung immer wieder zu deinem Bettchen.

Das alles ist schon schlimm genug. Aber wenn man dich dann in der Klinik lassen muss, noch dazu auf einer uns fremden Station, dann ist das die Hölle. Dich dalassen zu müssen, ohne bei dir sein zu können, zerfrisst mich innerlich. Im Schlafzimmer können wir gar nicht schlafen, da der Anblick deines leeren Bettchens uns verzweifeln lässt. Es riecht nach dir, man glaubt, dich zu hören, und dann realisiert man wieder, dass du gar nicht da bist.

Ich habe Albträume, ich träume von sterbenden Babys, von kranken Babys, von weinenden Müttern und von Beerdigungen. Diese Träume verfolgen mich seit diesem schlimmen Abend auf der Neugeborenenstation und sie machen mich wahnsinnig. Dich nach einer solchen Nacht nicht in den Arm nehmen zu können, macht mich irre. Genauso, wie es mich irre macht, wenn man keine klare Diagnose und keine klare Ansage von den Ärzten bekommt, was nun ist und wie es weitergeht. Ich bin mir nicht sicher, ob die wissen, was man als Elternteil empfindet, wenn man ein Kind in der Klinik hat und eigentlich nichts Genaues weiß.

Aiden ist auch noch krank und Mama wird es nun auch. Ich hoffe, dass ich das in den Griff bekomme, bis du wieder hier bist.

Und nun möchte ich doch hoffen, dass dieser Tag endlich eine positive Nachricht für uns bringt und wir dich morgen endlich wieder mitnehmen dürfen.

Bis nachher, mein Engel, da werden wir erst mal richtig knuddeln. Ich freue mich so sehr auf dich.

Mama

Ich durfte am 23. Januar wieder nach Hause. Na, zum Glück, die Mama hatte schon große Sehnsucht nach mir und zu Hause wird man eh viel schneller wieder gesund.

Am 26. Januar hat mir Mama ein Postfach eingerichtet. Sie meinte, jetzt hätte ich so viele Fans, dass es cool wäre, wenn mir jeder eine Karte schicken würde. Und wir könnten ja nicht allen meine Adresse geben, nicht, dass mich noch einer entführt.

Hey Mama, glaub mir, ich habe die besten Aufpasser, die man sich wünschen kann, und da kommt keiner einfach hier rein und nimmt mich mit.

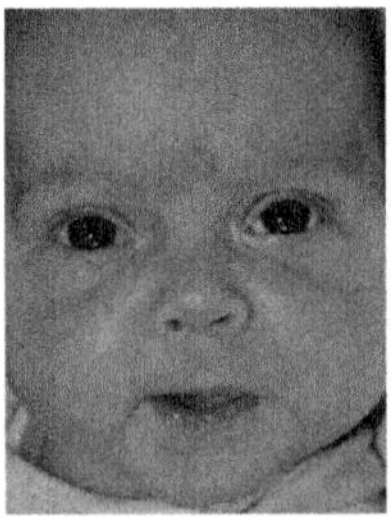

FEBRUAR 2014

Gleich zum Beginn des Monats hat Mami mir wieder geschrieben. Sie sagt, wenn ich mal ein Teenager bin und grad ganz sauer auf sie, dann sperrt sie mich in mein Zimmer und gibt mir einen dieser Briefe zum Lesen. Denkt sie jetzt wirklich, dass es dann was an meiner Laune ändern würde?

In die Klinik musste ich auch schon wieder, weil ich ja die doofe Spritze noch bekommen musste. Dieses Mal sollte das besser unter Kontrolle gemacht werden. Mein Papa war auch mit und hat auf mich aufgepasst. Wir haben es uns gemütlich gemacht und auch mal Zeit nur für uns beide genossen.

---

1. Februar 2014

Hallo mein Sonnenschein,

heut bist du 20 Wochen alt, wiegst 4560 Gramm, dein Kopfumfang beträgt 37 Zentimeter und du bist 52 Zentimeter groß.

So schlecht wie die letzte Nacht habe ich schon lange nicht mehr geschlafen. Eigentlich war es mein Plan auszuschlafen, mal Zeit für mich zu haben und die ganzen anstrengenden Wochen etwas hinter mir zu lassen. Aber so, wie ich am Anfang dagegen war, dich zu lieben, aus Angst, dich nicht lange bei mir zu haben, so kann ich heute nicht mehr ohne dich sein.

Ich weiß, du bist gut aufgehoben und Papa ist auch bei dir und passt auf dich auf. Dennoch ist es so schwer, an deinem leeren Bettchen vorbeizugehen, nicht mit deiner Gutenachtmusik einzuschlafen und vor allem nicht von dir geweckt zu werden.

Ich hab versucht, mich abzulenken, geputzt, mit Aiden viel gekuschelt und mit Leonie *Ostwind* geschaut.

Mal sehen, was ich jetzt noch anstelle, damit die Zeit etwas schneller vergeht.

Ich freue mich sehr, wenn du heute mit Papa wieder nach Hause kommst. Denn deinen Papa vermisse ich auch ganz schrecklich.

Bis nachher, mein Schatz!

Ich liebe dich!

Mama

Am 10. Februar haben Mama und Papa mir eine neue Babymilch gekauft. Sie sagten, ich brauch das olle bittere Zeugs jetzt nicht mehr trinken.

Bitter? Ich find das gar nicht bitter, aber kann das andere ja gern mal probieren.

Mhhhh, die schmeckt aber lecker. Leider lindert auch die neue leckere Milch mein Bauchweh nicht wirklich. Also muss Mami immer schön massieren. Müsst ihr mal ausprobieren. Da kann man super entspannen.

Ich war immer länger wach und strampelte dann fleißig. Auch das Brabbeln klappte immer besser, und Musik mochte ich ganz besonders gern.

Beim Fasching waren wir auch. Leider hab ich fast alles verpennt. Papa war ganz erstaunt, weil es dort ja so laut war. *Echt? Ich hab nix gehört.*

Ich war als Engel verkleidet und Mama fand das ja so süß. Zumindest, bis sie mich eine Weile rumtragen musste. Mein Kleid ist immer verrutscht und den Heiligenschein hab ich auch nicht lange angehabt.

Der Februar war ein ruhiger Monat, was meine Eltern sehr gefreut hat. Sie sagten, Aufregung und Sorgen hätten sie jetzt lang genug gehabt und es würde Zeit, dass alles wieder normal läuft.

Ich wuchs gut und machte auch so in meiner Entwicklung Fortschritte.

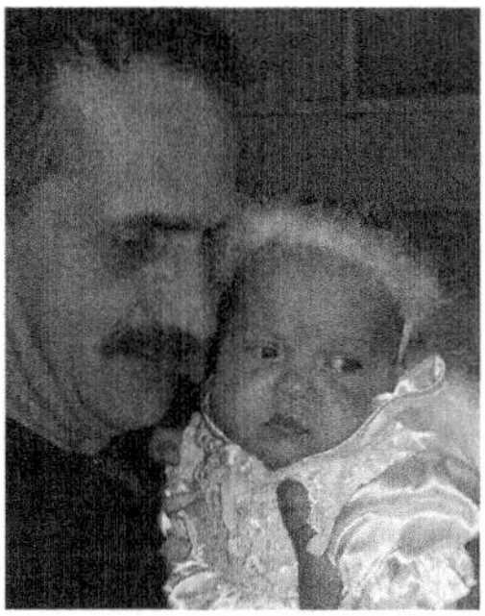

MÄRZ 2014

Mama macht mittlerweile die Bauchmassagen schon wie ein Profi. Die Zeit nutze ich und entspanne oder lache sie an.

Aber sie redet immer so wahnsinnig viel. Das geht den ganzen Tag, dabei versteh ich doch eh kein Wort davon. Ob ihr das mal jemand verklickern kann?

Am 4. März hatte meine Schwester Lindsey Geburtstag. Da haben wir einen gemütlichen Nachmittag gemacht. Gefeiert wird dann mit Mamas Geburtstag zusammen. Sie sagt, zweimal im Monat so 'ne Feier, das könne man keinem zumuten.

Anscheinend hatten meine Eltern auch noch zu viel Langeweile, denn sie haben schon wieder angefangen zu renovieren. Ich glaube, schon ein paar Stunden später hat Mama gesagt, dass sie 'ne Macke haben und immer so viel Arbeit anfangen müssen, wenn gar keine Zeit ist. Die Mama möchte nämlich immer alles sofort und auch gleich fertig haben. Und wenn Papa dann sagt, dass es aber nicht geht, dann wird sie schon so ein klein bisschen zickig.

Am 15. März hab ich mal wieder Post von meinem Papa bekommen. Der Arme hat ja nie Zeit. Er arbeitet so viel und wenn er mal zu Hause ist, dann ist hier auch noch Arbeit oder er spielt und kuschelt dann lieber mit uns.

15. März 2014

Hallo meine Lieben,

heute ist Papa mal wieder an der Reihe. Als Erstes möchte ich gern mal wieder Danke sagen. Für all die Karten, Geschenke und vor allem, dass es echt schön ist zu sehen, wie viele Menschen inzwischen mit unserem kleinen Engel mitleben.

Ich als Papa kenne so was natürlich auch nicht, obwohl ich mittlerweile schon etwas älter bin, aber es gibt mir immer wieder Kraft. Denn auch bei mir ist es nicht so einfach, das so wegzustecken.

Mein Engel ist nun schon sechs Monate alt und noch heute hat man viele Ängste! Obwohl man jeden Tag miterleben kann, wie sie sich verändert. Jeden Tag freu ich mich darauf, morgens aufzustehen und mit einem Lächeln begrüßt zu werden. Ich genieße es, wenn sie so tut, als würde sie mir was erzählen wollen. Und nach der Arbeit kommt wieder das süße Lachen.

Dennoch habe ich persönlich immer wieder damit zu kämpfen, den bisherigen Lebensweg zu verkraften. Wenn ich sie mir allein nehme und beobachte, hab ich immer wieder diese Bilder im Kopf. Ich stelle mir vor, was ich tun würde, wenn doch was passiert, was man bewusst verdrängt, weil es ihr ja gut geht. Also ganz ehrlich, ich wüsste es nicht, und ich kann nicht mal was dagegen tun.

Ich kann wirklich nur sagen, es hilft ungemein, immer wieder von vielen Menschen positive Sachen zu lesen.

Ich denke immer öfter, dass es schön wäre, viele Menschen mit einem eigenen schweren Schicksal zu erreichen.

Der Grund ist, dass es immer wieder Mamas gibt, die aus dem Leben unserer Kleinen und den vielen lieben Menschen Kraft und Hoffnung schöpfen. Und egal, wie das Leben verläuft, ist es für jeden Einzelnen einfach schön, dass es Menschen gibt, die einem beistehen.

Also, mein kleiner Schatz, ich verzichte gern auf alles im Leben, ich stecke gern zurück, weil es mir wichtiger ist, dass es dir und deinen Geschwistern gut geht. Mama und ich werden alles tun, damit ihr euer Leben so gut es geht leben könnt.

Wir lieben dich!

Mama und Papa

Am 17. März hatte ich es so weit geschafft, dass ich auch die Zusatznahrung nicht mehr benötigte. Mama freute sich darüber auch sehr, denn es ist sehr teuer und dann schmeckt es auch noch so bescheiden. Ich war auch wieder in der Kinderklinik. Wurde wieder gemessen, gewogen, angeschaut, ob alles in Ordnung ist. Sie waren dort sehr zufrieden mit mir, das freute meine Eltern natürlich sehr.

Meine Mama hat auch Geburtstag gehabt, da haben wir wieder ein bisschen gefeiert und Papa hat ihr was auf meiner Seite geschrieben. Sie hat sich sehr gefreut. Aber am meisten freut sie sich immer, wenn wir alle da sind.

Am 20. und 25. März haben wir wieder Bilder gemacht – aber eigentlich macht Mama ständig Bilder von uns.

Aber das große Blitzdings holt sie nicht jeden Tag raus.

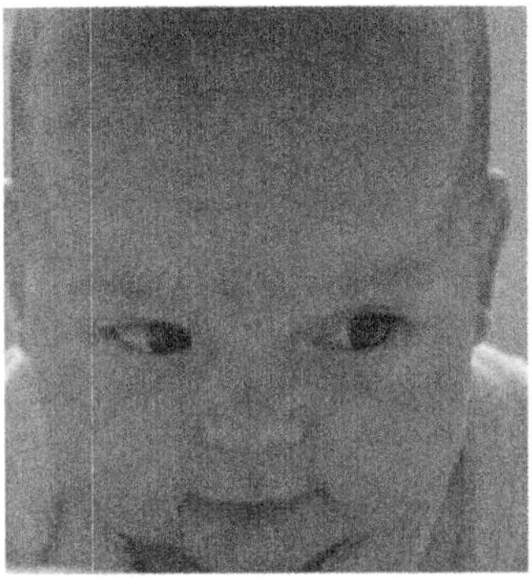

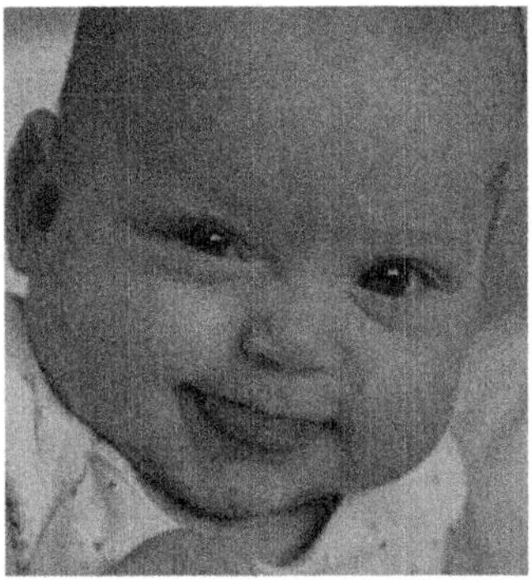

Habt ihr gesehen, ich habe meine Zunge entdeckt. Meine Eltern sagen immer, ich soll den ollen Lappen doch mal drin lassen. Wenigstens wenn wir Bilder machen. Aber ich find das Ding so klasse. Die muss ich den ganzen Tag rausstrecken. Wofür soll sie auch sonst gut sein?

Da in meinem Mund ging irgendetwas Komisches vor sich. Mein Zahnfleisch wurde ganz dick und es drückte so unangenehm. *Hoffentlich ist das bald mal wieder vorbei.* Mir lief auch immer die Spucke aus dem Mund. Die Mama sagte, ich sei schlimmer als unsere Doggen.

Hey, das ist nicht fair. Ich mach das ja nicht mit Absicht.

Am 31. März musste ich wieder zur Vorsorgeuntersuchung bei meiner Kinderärztin. *Ich wiege jetzt 5725 Gramm, bin 58 Zentimeter groß und habe einen Kopfumfang von 38,8 Zentimetern.* Sie war sehr zufrieden mit meiner Entwicklung.

Ja, das bin ich auch und meine Eltern erst recht.

APRIL 2014

Ich bekomm ja immer mein Fläschchen, aber was war das denn?

Ich hatte Kohldampf und meckerte so vor mich hin. Da kam sie um die Ecke und schob mir so ein komisches Ding in den Mund. Sie nannte es Löffel. *Ich nenn es BÄÄÄÄ!*

Na ja, das, was auf dem *Bäääa* drauf war, war aber ganz lecker, und dann habe ich mein erstes halbes Gläschen gegessen. Wenn man Gläschen essen kann, warum wird aus Gläsern dann getrunken?

Ganz schön verwirrend, die große weite Welt.

Am 12. April habe ich das Quietschen für mich entdeckt. Also erst mal hab ich mich total erschrocken. Und dann musste ich erst mal schauen, wo denn das komische Geräusch jetzt auf einmal herkommt. Alle haben mich ausgelacht, und dann wusste ich: Huch, das war ja ich!

Ich hab das nun den ganzen Tag geübt und Mama hat gesagt, dass sie das echt nervt. Davon bekomme man Ohrenschmerzen.

Also ich bekomme keine Ohrenschmerzen und das Quietschen ist total klasse. Also mach ich das weiter, egal ob es ihr gefällt oder nicht.

Am 14. April wurde ich wieder zur Kinderklinik geschickt. Eigentlich hatte ich ja einen Termin zum Impfen. Aber die Nacht zuvor hatte ich ganz viele Monitoralarme. Also fiel das Impfen schon mal weg, das passte mir eigentlich ganz gut. Impfen ist jetzt auch nicht eine meiner Lieblingsbeschäftigungen. Dafür ging es dann also zur Kinderklinik. Aber ich bin ganz lieb gewesen, alles wurde untersucht und nix gefunden. Also durften mich Mama und Papa wieder mit nach Hause nehmen. *Solche Tage machen meine Eltern ganz schön fertig.*

Dann war da noch Ostern. Mmh, das ist auch so was Komisches. Da hat Mama 'nen Baum auf den Tisch gestellt und Eier drangehängt. Ich versteh das nicht.

Und warum verstecken sie die Geschenke? Damit wir noch 'ne Reserve für nächstes Jahr haben?

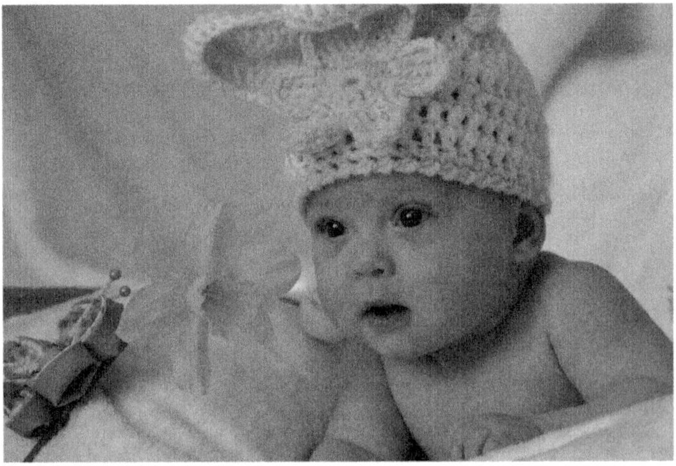

Dann haben wir am 26. April eine Zeitreise gemacht. Wir waren im Mittelalter und haben dort Freunde von Mama und Papa getroffen. Das war klasse und da gab es auch so tolle Sabberbacken wie die, die wir zu Hause haben. Ganz schön warm war es aber an dem Tag. Und als wir wieder daheim waren, war ich ganz schön platt und musste erst mal 'ne Weile ausruhen.

MAI 2014

Am 5. Mai hatte mein Opa Roland Geburtstag. Leider konnte ich ihn nicht besuchen und mit ihm feiern, und leider durfte ich ihn auch nicht kennenlernen. Mama sagte, dass sie das sehr schade findet.

Opa ist schon ein Engel und manchmal, da erzählt die Mama mir von ihm.

Weil sie dann immer traurig ist, hab ich mir gedacht, dass ich dann dem Engel-Opa eine Freude mache und habe »Nein, nein« gelernt. Immer wenn Mami »Nein, nein« gesagt hat, dann wiegte ich meinen Kopf hin und her.

Und wisst ihr was? Ich sollte ein eigenes Zimmer bekommen.

Mama und Papa bauten und malten und versteckten sich immer in Aidens altem Zimmer. *Aber was soll ich denn in einem eigenen Zimmer? Das können sie mal schön vergessen. Zum Spielen und Quatschmachen ist das bestimmt toll, aber schlafen will ich schon bei euch.*

Am 11. Mai hat mir meine Mami dann wieder einen Brief geschrieben.

11. Mai 2014

Hallo mein Sonnenschein,

nun bist du schon acht Monate (korrigiere, viereinhalb Monate) alt. Die Zeit vergeht so schnell.

Aber genauso schnell entwickelst du dich auch weiter, du wächst, du nimmst gut zu und du lernst ständig neue Dinge.

Immer süßer wirst du! Von einem Frühgeborenen ist mittlerweile nichts mehr zu sehen. Ich liebe es, mit dir zu kuscheln und rumzualbern – du bist so herrlich kitzelig. Und so viel, wie ich dich vollquatsche, wirst du sicher schnell sprechen können.

Deine Zähnchen sind immer noch nicht durch … diese doofen Dinger. Ich hoffe, dass wir diesen Ärger auch bald hinter uns haben.

Du brabbelst jetzt immer »Dadada« und »Papapa«. Drehen kannst du dich schon fast, nur der letzte Schubs fehlt noch, aber mir ist das egal, du hast alle Zeit der Welt, um dich zu entwickeln. Wir machen das schon gemeinsam.

Mama hat sich mal alle Bilder und Videos auf deiner Facebook-Seite angeschaut. Da musste ich schon weinen. Wie wir das alles geschafft haben, zwischen Kindern, Haushalt, Beruf, Terminen und Krankenhaus für dich stark zu sein, das macht mich schon stolz. Stolz auf meine wundervollen Kinder, ohne die wir manchmal nicht gewusst hätten, wie wir das alles machen sollen.

Sehr stolz bin ich aber auch auf die vielen, vielen Menschen, die dich und vor allem uns unterstützt haben, die uns Mut zugesprochen haben und die uns sogar finanziell unterstützt haben, indem sie kleine Geschenke an dich geschickt haben. Sie sind einfach die Besten! Und vielleicht sind ein paar auch noch hier, wenn du einmal diese Zeilen lesen wirst.

Bald werden wir dein Zimmer fertig haben und dann freuen wir uns, jeden Tag mit dir dort schöne Dinge zu spielen und zu sehen, wie du dich daran erfreust. Und das ist definitiv das letzte Bett, das wir für dich bauen müssen.

Wir lieben dich!

Mama und Papa

Die haben tatsächlich 20 Tage gebraucht, um mein Zimmer fertig zu bekommen. Ich glaub, wenn Erwachsene älter werden, dann sind sie nicht mehr die schnellsten. Na ja, sie haben es wenigstens überhaupt noch geschafft. Wir spielten ganz viel in meinem Zimmer und es gefiel mir auch ganz gut. *Aber ich hab ja gesagt, da schlaf ich nicht allein drin.* Und genau so war es auch. *Ich schlafe schön weiterhin bei Mama und Papa. Da ist es auch am schönsten. Nur in ihr Bett darf ich nicht mit. Das ist doof.*

Am 24. Mai ist in meinem Mund was ganz Schreckliches passiert. Da hab ich zwei weiße Dinger bekommen. *Uh, das ist ja unheimlich.* Ich hab die ganze Zeit versucht, sie schon mit der Zunge wegzuwischen, aber ich bekam sie nicht ab. Mama und Papa haben so was auch. Na ja, eigentlich haben es die Großen alle. Also scheint das so 'ne Erbgeschichte zu sein. *Mal sehen, was das noch wird.*

Seit dem 27. Mai kann ich mich drehen. *Huiiiii, ist das lustig!* Immer wenn Mama mich auf den Bauch gelegt hat, um ein Bild zu machen, dann hab ich mich ganz schnell wieder auf den Rücken gedreht.

Hahaha, sie scheint so 'n klein bisschen genervt zu sein. Also ich find das klasse, könnte ich den ganzen Tag machen, wenn's nur nicht so anstrengend wäre!

JUNI 2014

Huch, nun klappt die Sache mit dem Drehen auch schon in die andere Richtung. Ist ja klasse, dann kann man sich zu den Sachen drehen, an die man vorher gar nicht rangekommen ist! Mama scheint schon ihre Erfahrungen mit so was zu haben, denn sie räumte alles weg, was für mich erreichbar gewesen wäre.

Na ja, solange sie mir meine Spielsachen dalässt, soll's mir recht sein.

Am 9. Juni ist es ganz schön warm geworden. Man musste nicht mehr so viel anhaben, man konnte viel draußen sein und Mama hatte viel bessere Laune als in den kalten Monaten.

Tante Edit hat uns erzählt, das sie jetzt Tiere hat. Wir wollten uns das mal genauer ansehen und sind dann am 19. Juni mal zu ihr in den Garten gegangen.

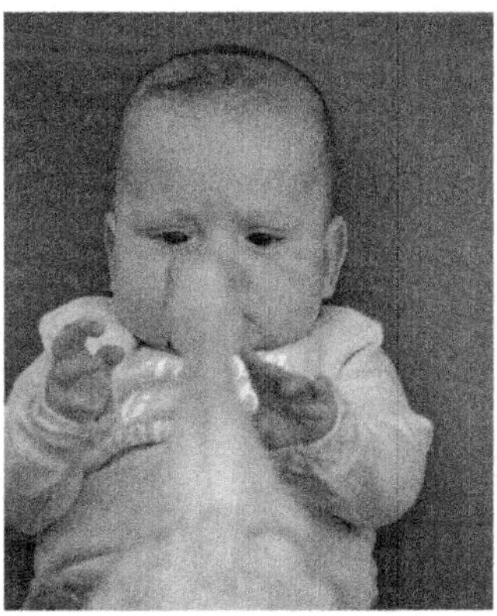

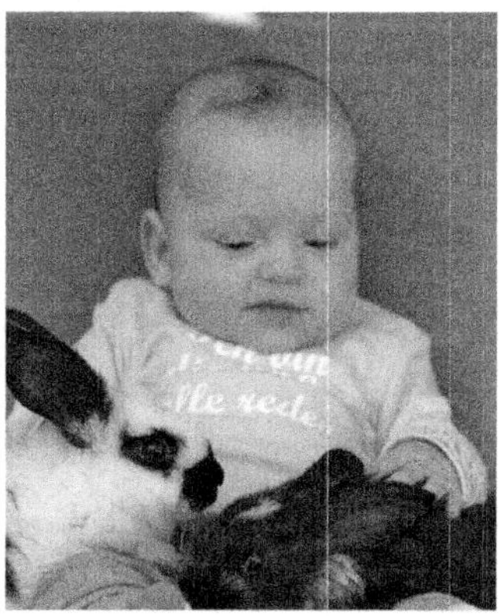

Da sind so kleine, gelbe Flauschis rumgerannt. Die waren aber putzig! Sehen ein bisschen aus wie von 'nem anderen Stern, aber die machen so witzige Geräusche. Und dann hatte sie noch kleine, bunte Tiere, die haben voll die langen Ohren und sind ganz weich. Mama sagte, sie zieht meine Ohren auch so lang, weil ich nie höre.

Hey, das sollste mal versuchen, dann hetz ich dir meinen Papa auf den Hals, das kannste aber wissen!

Wir haben auch wieder tolle Fotos gemacht und es sogar mal geschafft, dass mein Bruder Dustin auch mit drauf ist:

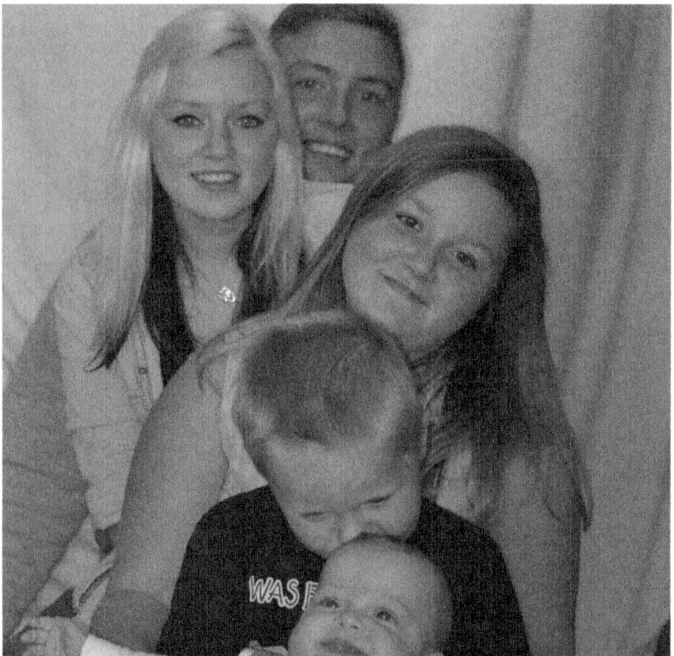

Ich hab euch doch schon von der Gläschen-und-Brei-Geschichte erzählt. So richtig lecker find ich das Zeug ja nicht, aber man kann ganz tolle lustige Sachen damit machen. Du musst alles in deinem Mund sammeln und dann feste pusten. Manchmal gibt das sogar kleine oder große Bläschen. Aber nur, wenn du genug Spucke dazu gesammelt hast. Dann musst du die Zunge ein bisschen anspitzen, ganz tief Luft holen, und dann brauchste ein bisschen Kraft und Ausdauer. Ganz feste pusten, bis dein Kopf ganz rot wird. Und dann kannst du alles rauspusten. Das macht die Mama schick und auch alles andere, was in Reichweite steht.

Mamas finden das auch ganz toll, wenn sie danach alles putzen müssen, ihr könnt es also ruhig mal ausprobieren.

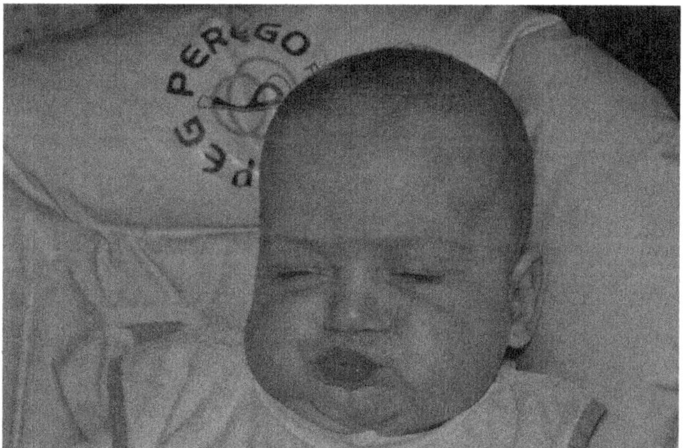

JULI 2014

Mittlerweile hatte ich die Fortbewegung für mich entdeckt.

Papa sagte immer, das heißt »robben« und sähe aus, als würde ich schwimmen. *Nee, Papa, dann würde es ja »schwimmen« und nicht »robben« heißen, bäh!*

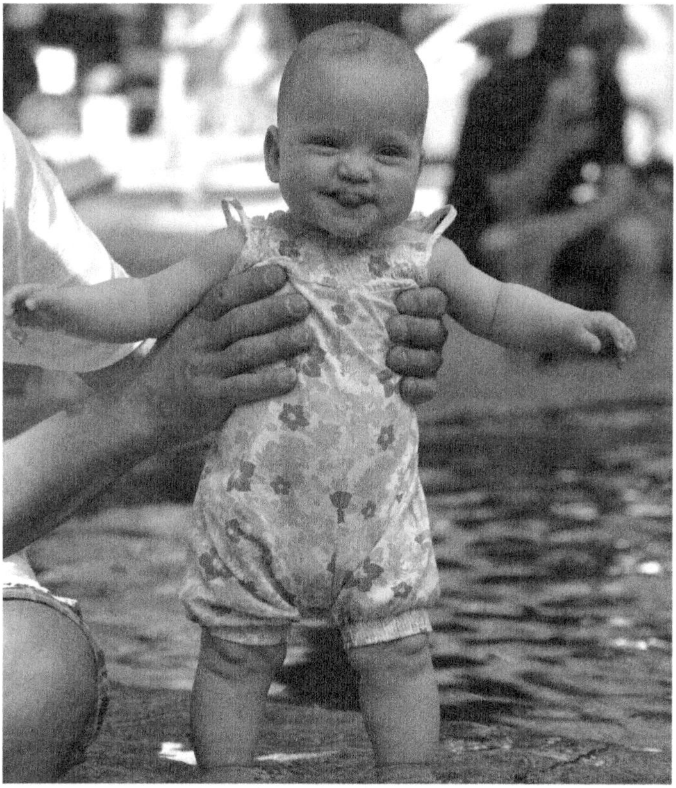

Am 6. Juli haben wir mal wieder einen Überraschungsbesuch bei meiner Omi in Mittenwald gemacht. Mann, hat die sich gefreut, als wir auf einmal vor der Tür standen. Wir sind dann Eis essen gegangen und haben uns noch eine schöne Zeit im Park gemacht. Mama hatte wieder die ganze Zeit das Blitzdings vor der Nase. Manchmal weiß ich schon gar nicht mehr, wie sie eigentlich aussieht. Also Nikon heißt sie wohl nicht und viereckige Augen hat sie auch nicht. Dann war es also die Kamera und nicht ihr Gesicht.

Ich wollte immer stehen, aber Mama sagte, das darf ich noch nicht so lange und ich soll gefälligst warten, bis ich mich allein hochziehen kann. Dann sei das okay.

Ihr müsst wissen, die Mama, das ist hier die größte Spaßbremse überhaupt. Immer weiß sie alles und will mich belehren. Na, mit der kann es ja noch witzig werden.

Am 10. Juli hatten wir wieder einen Termin in der Kinderklinik. Da muss ich alle drei Monate zur Kontrolle hin. Das ist so bei Frühchen. Dann waren eine Ärztin da und eine Physiotherapeutin. Die schauten mich an, wie ich gewachsen bin, wie ich zugenommen habe und wie gut ich mich sonst so entwickle. Es war wieder alles in Ordnung. Sie sagten, ich entwickle mich sehr, sehr gut.

Na, Mama, dazu musst du aber nicht extra immer nach Passau fahren. Das hätte ich dir auch selber sagen können.

Außerdem siehst du doch jeden Tag, wie ich das alles kann.

Papa hat mir am 11. Juli einen Brief geschrieben.

Ist euch eigentlich aufgefallen, dass die Sache mit den Briefen immer weniger wird? Na, da wird sie wohl langsam ein bisschen faul, die Mama.

11. Juli 2014

Hallo mein Engel,

heute schreibt dir Papa mal wieder was.

Du bist heute genau zehn Monate auf dieser Welt und Mama und Papa können nie oft genug sagen, wie stolz wir auf dich sind. Deine Entwicklung mit anzusehen ist so schön und wir möchten es auch gar nicht missen. Auch, wenn immer ein Kontrolltermin ansteht und wir mit gemischten Gefühlen dorthin fahren, ist es umso schöner, wenn die Ärzte sagen, dass du dich prächtig entwickelst. Wenn ich dich manchmal bei mir habe zum Kuscheln, denke ich oft an die Zeit zurück und daran, wie klein du warst. Heute bist du schon so groß und entdeckst jeden Tag mehr.

Natürlich hat mich auch die Ungewissheit mit Mama in Angst und Schrecken versetzt, was jetzt Gott sei Dank überstanden ist. Uns allen ist ein Stein vom Herzen gefallen. Trotzdem gibt es immer wieder Sachen, die uns bewegen. Einer davon ist der kleine Emilio. Da nicht nur du bald Geburtstag hast, mein Engel, sondern auch ich, wünsche ich mir nichts weiter, außer dass der Kleine gesund wird, damit wir ihn im August persönlich kennenlernen dürfen.

Also, kleiner Mann, kämpfe weiter, damit wir schöne Fotos mit Emily machen können!

Wir drücken dir so fest die Daumen, wie es nur geht!

So, mein Engel, jetzt haben wir das Gröbste erst mal geschafft und freuen uns sehr auf deinen ersten Geburtstag, der einmalig werden wird.

Wir lieben dich!

Mama und Papa

Am 18. Juli hatte Lindsey ihre Abschlussfeier. Elf Jahre hatte sie nun die Schulbank gedrückt. Mama hat ja schon geahnt, dass das sicher nicht wirklich eine Feier ist. Boah, das war so langweilig! Ich hab dann ein bisschen auf Danielas Finger rumgekaut, gequietscht, was mein Stimmchen hergab, und auf Mamas Schoß rumgeturnt. Sie hat so 'nen tollen Kettenanhänger, den habe ich ganz lange mit meinem Mund getestet, was er so aushält. Dabei hab ich sie auch echt doll vollgesabbert. Das fand sie ziemlich eklig. Mich hat's aber nicht so gestört. Ich war so ziemlich der Mittelpunkt dieser Veranstaltung. Na ja, ich war ja auch die Einzige, die sich getraut hat, mal ein bisschen Stimmung in den müden Haufen zu bringen.

Mama sagte, für unsere Lindsey beginne jetzt der Ernst des Lebens. *Na dann, viel Erfolg, meine Gute!*

Am 29. Juli hatte ich meinen ersten Unfall und ich durfte zum ersten Mal mit einem Krankenwagen mitfahren. Ja, ich weiß, ich hab es eh komplett verschlafen. Aber angeben kann ich damit trotzdem mal. Ich hab 'ne riesige Beule am Kopf bekommen, hatte Nasenbluten und hab ganz schön viel geweint. Ich hatte sogar 'ne Schädelprellung und wurde engmaschig kontrolliert: Überwachung mit Monitor, Blutdruckkontrollen, neurologische Kontrollen …

Im Krankenhaus angekommen, hatte ich schon wieder ganz gute Laune. Mama und Papa saßen da, beobachteten mich und machten sich Sorgen –aber Mama und Papa machen sich ständig Sorgen. Ein bisschen zu viel des Guten, wenn ihr mich fragt.

Ich hatte Spaß, übte mein Quietschen und habe entdeckt, dass man, wenn man die Beinchen auf die Gitterstäbe vom Krankenbett haut, wahnsinnig geniale Geräusche erzeugen kann.

Ich musste leider im Krankenhaus bleiben und wurde beobachtet, mindestens 24 Stunden. Na ja, hilft ja eh nix. Mama und Papa fuhren wieder nach Hause, und mein Papa wollte dann wiederkommen und mit mir die Nacht dort verbringen. Aber dass die jetzt gehen, das geht mal gar nicht! Also schreien, schreien, schreien.

Papa hat Mama später am Telefon erzählt, dass er mich schon im Fahrstuhl schreien gehört hat.

Tja, wer kann, der kann!

Am 30. Juli nahm Papa mich wieder mit nach Hause. Zum Glück beschränkten sich meine Arzt- und Krankenhausaufenthalte meist auf eine kurze Dauer. Lange würden die das mit mir auch gar nicht aushalten, denn ich werde ganz schön ungemütlich, wenn ich bockig bin.

AUGUST 2014

Im August konnte ich schon alleine sitzen. Hab nicht lange gebraucht, um das herauszufinden. Die Mama hat's gefreut, so konnte sie mich immer fotografieren, ohne dass sie mich nebenbei noch festhalten muss. Nur beim Hinsetzen musste mir immer noch jemand helfen. Na ja, es ist noch kein Meister vom Himmel gefallen. Aber hinstellen kann ich mich schon, also bin ich doch ganz fit. Ich halte mich fest, ziehe mich dann hoch und rolle mich über meinen Fußrücken und – schwups! – stehe ich da.

Meine Geschwister tobten und spielten ganz viel mit mir und wir gingen oft raus an die Luft.

Ich will euch gern mal was erzählen:

Also, meine Mama, die hab ich schon gut erzogen, ich bin richtig stolz. Sie schaukelt mich, wenn es sein muss, stundenlang. Sie massiert und verwöhnt mich.

Sie brachte mir viele Sachen bei, auf eine so witzige Art und Weise, dass es richtig Spaß macht zu lernen. Sie hat mir beigebracht, meine Augen zuzuhalten, und wenn sie »Baaaa« macht, dann nehm ich die Händchen wieder weg. Tanzen konnte ich auch schon. Sie freut sich immer wie ein Schnitzel, wenn ich mache, was sie mir gezeigt hat.

Sie singt mir auch mein Lieblingslied vor, wenn ich nicht in den Schlaf finde – auch wenn sie nicht singen kann.

Sie sammelte komische Dinge und plante, um mir und Leonie einen schönen Geburtstag zu machen.

Sie putzt uns auch den ganzen Tag hinterher. Ach, es ist schon toll, so super Personal zu haben!

Manchmal wird sie auch ein bisschen frech. Einmal hat sie gesagt, ich würde ihr die Haare vom Kopf fressen. *Weißt du, Mami, dann würde ich ja bald verhungern, in deinem Alter werden die Haare weniger!*

Sie sagt auch »Kasper« und »Spinner« zu mir – hallo, von wem hab ich denn die Gene? Nicht so weit aus dem Fenster lehnen, meine Gute!

Mami hat gesagt, dass wir bald zu Onkel Mirco fahren und ich auch bald Emilio besuchen kann. Oh mein Gott, ich weiß gar nicht, was ich anziehen soll!

Am 9. August, ich schwöre euch, wollte sie mich vergiften. Bäh, igitt, pfui … mir wird noch ganz übel, wenn ich dran denke.

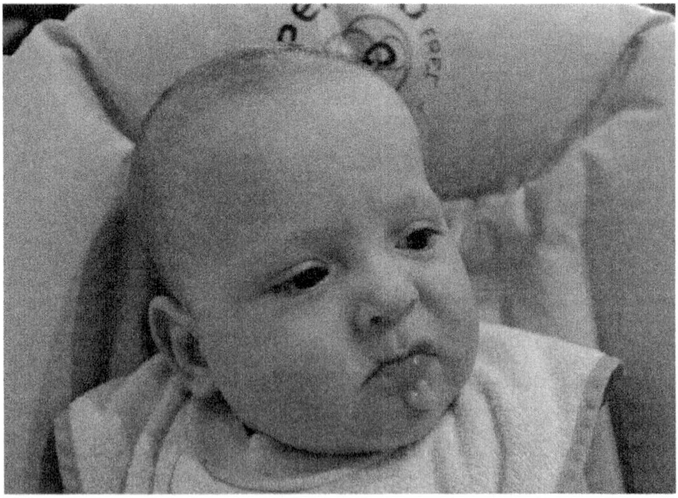

Sonst hab ich Obstbrei, Milchbrei, Grießbrei, Karottenbrei und so lecker Sachen geschlemmt. Aber was war das denn? Reis mit Gemüse und Pute. *Ist das eklig! Kann mal bitte jemand von euch dem Onkel Alete, Hipp und wie die alle heißen sagen, dass die das Zeug mal selber probieren sollen?*

Am 15. August waren Mama und Papa sehr aufgeregt. Papa fuhr immer mit unserem Attila weg und dann ist er wieder da, und dann fährt er wieder weg. Ich frag mich, was der da macht.

Mama sagte, dem Attila geht es nicht gut. Sie war sehr traurig, denn Attila ist irgendwie ihr Liebling. Eigentlich wollten wir bald in den Urlaub fahren und Onkel Mirco in Thüringen besuchen. Aber meine Eltern sagten, wenn es mit Attila nicht besser wird, dann fahren wir nicht.

In den nächsten Tagen sind sie viel mit ihm beim Tierarzt gewesen, aber es schien ihm immer schlechter zu gehen. Wir kuschelten ganz viel mit ihm und auch ich machte immer »eiiii«. Ich glaub, das hat ihm aber auch nicht viel geholfen. Morgens war er immer sauer auf die Mama, weil sie ihm dann immer Medizin gegeben hat. Medizin musste ich auch schon nehmen, das ist wirklich eklig.

Die Oma ist zu uns gekommen, sie sollte zusammen mit Dustin auf die Hunde aufpassen, während wir in den Urlaub fahren.

Omi verbrachte ganz viel Zeit mit mir, damit sich Mama um ihren Dicken kümmern konnte. Dick ist er eigentlich gar nicht, aber sie nennt ihn immer so.

Den Urlaub haben wir dann abgesagt und Aiden war wirklich sehr traurig. So oft fahren wir ja nicht weg und er brauchte eine Zeit, bis er es verstanden hat.

Mama und Papa wurden immer trauriger und Omi hat mit Mama immer die halbe Nacht beim Attila gelegen. Am 23. August hatte dann Leonie Geburtstag. Wir haben nicht richtig gefeiert, weil alle so schlecht drauf waren. Ich verstand das alles noch gar nicht und hatte trotzdem immer meinen Spaß.

Einen Tag später sind Mama, Papa und Attila weggefahren. Vorher haben alle geweint und als sie wiedergekommen sind, war mein Freund gar nicht mehr da. Mir erzählt hier auch nie jemand was. Aber ich habe Mama belauscht und sie hat zu Aiden gesagt, dass unser Attila jetzt ein Engel ist und zu Opa Roland gereist ist. Von da oben passen die beiden auf uns auf.

Mama hatte die letzten Tage nicht viel Spaß daran, mit mir zu spielen. Da hatte ich wirklich Glück, dass die Oma noch da war. Die hat ganz viel Spaß mit mir gemacht.

Am 22. August habe ich mein erstes Wort gesagt. »Nein«, das war es. War gar nicht schwer. Mama freute sich zwar, aber sie meint, das erste Wort sollte »Mama« sein. Tja, Mama, dann hättest du mal mehr »Mama« und weniger »Nein« sagen müssen. Dann hätte das vielleicht geklappt.

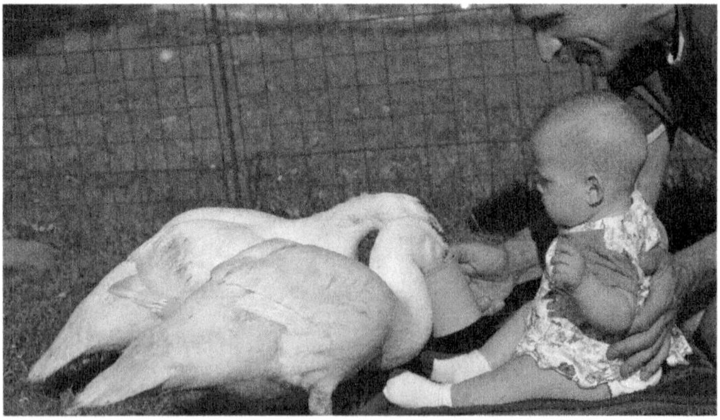

Der Monat ist ereignisreich, hat Mama gesagt.

Wir haben auch wieder die Flauschis besucht. Hab mich total erschrocken. Das sind gar keine kleinen süßen Flauschis mehr, die waren jetzt weiß, groß und wollten meine Füße fressen!

Mir sind immer mehr so weiße Dinger im Mund gewachsen, und ich hab mittlerweile auch rausgefunden, für was die da sind. Damit kann man Sachen beißen, zum Beispiel Kekse, Brezeln, Mama und Papa, manchmal auch Aiden. Ein Zahn kam am 15. August und sogar zwei am 24. August. Und einer dann noch am 30. August.

SEPTEMBER 2014

Eltern sind manchmal nicht leicht zu verstehen. Sie meinen, Dinge zu wissen, die sie gar nicht wissen können. Nachdem ich wenig geschlafen habe, einfach weil schlafen total langweilig ist, meinte Mama, sie badet mich jetzt, und zwar extra lange.

Sie sagte, baden macht müde, und dass sie dann, wenn ich schön lange schlafe, mal wieder ein bisschen Freizeit hätte. Das hätte schließlich bei vier Kindern gut funktioniert, also klappt das auch beim fünften.

Denkste, Mama, ich bin Emily Madison – baden macht Spaß, aber auf keinen Fall müde! Also habe ich nach meinem langen, so gar nicht müde machenden Bad das Wohnzimmer unsicher gemacht. Da hat sie aber gestaunt. Und dann meinte sie zu Papa: »Die nimmt bestimmt Drogen oder hat zu viel Badewasser geschluckt.« Normal wäre das auf jeden Fall nicht, was ich so manchmal bringe.

Am 4. September kam mein achtes Zähnchen, nach endlosen Schmerzen, unruhigen Nächten und literweise Sabber. *Na, wo sieben gut waren zum Knabbern und Beißen, kann ein achtes ja nicht verkehrt sein.*

Meine Familie war schon die ganzen Tage damit beschäftigt, vor mir Geheimnisse zu haben. Sie haben gebastelt, gemalt, getuschelt. Ich fühlte mich ein bisschen ausgegrenzt. Aber ich hatte mich ja schon daran gewöhnt, dass ich immer erst als Letzte etwas erfahre.

Der 11. September, mein erster Geburtstag. Meine Fresse, das ging aber schnell! Ich hatte mir so ein Jahr viel, viel länger vorgestellt. Als sie mich morgens aus dem Bett geholt haben, war der ganze Raum geschmückt, alles war schön und ich habe richtig gestaunt. Dann haben wir schön gefrühstückt. Nur Dustin und Lindsey waren nicht da. Lindsey musste arbeiten und Dustin leider auch. Die sind schon groß und gehen ihren eigenen Weg, sagt die Mama immer.

Am Nachmittag waren wir dann Ballons fliegen lassen. Mama hatte kleine Kärtchen drangemacht und dann haben wir sie alle in den Himmel geschickt. Leider war das Wetter nicht so schön, aber Spaß hatten wir trotzdem. Dann haben wir Lindsey abgeholt und sind zur Donau gefahren.

Da hat dann auch die Sonne ein bisschen gelacht. Dort haben wir noch Flaschenpost abgeschickt und dann sind wir nach Hause gefahren. Da hat nämlich ein ganz leckerer Kuchen auf mich gewartet.

Ich durfte zum ersten Mal ganz allein Torte essen. Na, das brauchten sie mir aber nicht zweimal sagen.

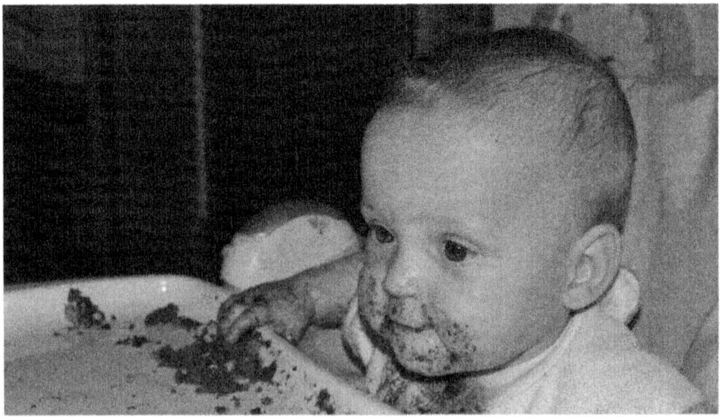

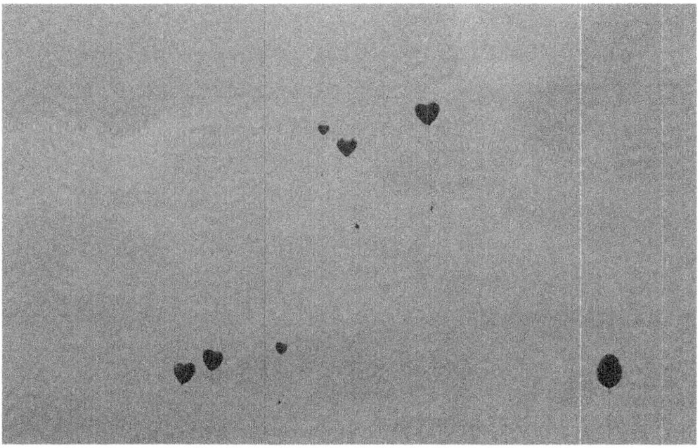

Am 26. September ist ein neues Baby bei uns eingezogen. Er heißt Aslan, ist eine Deutsche Dogge und Mama hat gesagt, er sei gelb. *Also ich seh gar kein Gelb, ein bisschen Schwarz, ein kleines bisschen Weiß und den Rest find ich eher braun. Aber na ja, Mama wird schon wissen, was sie da sagt.*

Ich verstand mich mit dem Aslan echt super und bei allem, was ich nicht schaffte, dabei half er mir einfach. Er machte die Mülleimer auf, damit ich alles mit ihm gemeinsam ausräumen konnte. Manches holte er auch vom Schrank. Das war voll praktisch, denn an die Schränke kam ich leider noch nicht so gut.

Mama sagte immer, wir bringen sie noch an den Rand des Wahnsinns. *Ach komm, Mama, findest du nicht, dass du ein bisschen übertreibst?*

29. September – oh mein Gott, ich sage euch … meine Mama, die ist der Kracher.

Ihr müsstet sie sehen, wie sie manchmal vor mir rumhampelt und was die für Gesichtsentgleisungen hinbekommt. Frankensteins sind ein Scheiß dagegen. Und wenn ich dann, nachdem ich sie doof angeschaut hab, lache, dann flippt sie erst richtig aus. Die tanzt mit dem Staubsauger durch die Wohnung, singt und spielt mit mir Fangen und Verstecken. Manchmal frag ich mich, was die wohl für Drogen nimmt.

Letztens hat sie bestimmt 'ne halbe Stunde gesungen und gesummt ... Ich hatte danach 'nen Hörsturz oder 'ne Trommelfellentzündung.

Im September habe ich gelernt, »Eiii« zu machen und auch zu sagen, mich in jede Richtung zu drehen, zu sitzen, mich hochzuziehen, wenn Mama ein bisschen hilft. Nein sagen kann ich, robben kann ich auch schon. Seit dem 25. September sage ich »Mama« und seit dem 27. September auch »Papa«.

Na da haben sie sich aber gefreut.

Hier endet nun mein Buch. Eigentlich fange ich jetzt erst an, so richtig Blödsinn zu machen. Mobil werde ich und erlebe jeden Tag etwas Neues.

Und vielleicht lest ihr irgendwann wieder etwas von mir.

Eure Little Miss Sunshine

Haaaalt, die Mama hat wieder was vergessen! Die Mama möchte auch gern noch was schreiben.

Jaja, so ist sie, und nichts gönnt sie mir ganz alleine. Dann tu ich ihr mal den Gefallen und schenke ihr die letzten Seiten.

Der 11. September. Ein ohnehin schon bedeutender und auch trauriger Tag in der Geschichte sollte im Jahr 2013 nun auch mein Leben grundlegend verändern.

Alles, was einst selbstverständlich und normal erschien, ist seit diesem Tag ein Geschenk.

Gesundheit ist ein Gut, das man manchmal einfach viel zu wenig zu schätzen weiß und als selbstverständlich ansieht. Dass es dies nicht ist, das weiß ich heute. Reichtum und Besitz mag das Leben bereichern, aber es verliert die Bedeutung, wenn man auf einmal Mama eines Extremfrühchens ist.

Nach vier gesunden Kindern mit normaler Schwangerschaft und Geburt war es für mich selbstverständlich, dass auch die fünfte Schwangerschaft mehr oder weniger normal verläuft. Dann aber diesen kleinen Wurm zu sehen, angeschlossen an so viele Schläuche, Kabel und Geräte, das zerbricht einer Mama das Herz. Haut dünn wie Pergamentpapier, Ohren so groß wie der ganze Kopf, aber dünn wie Seide. Teile des Körpers noch nicht fertig und Händchen so winzig wie die Fingerkuppe meines Daumens.

Und doch so vollkommen! Ein kleines, fast fertiges Menschlein mit einem Willen zu leben wie ein Riese. Schritt für Schritt hat sich unser kleines Wunder ins Leben gekämpft. Ohne große Rückschläge, ohne Therapien, ohne Unterstützung außer die der Ärzte. Alles, was sie benötigte, war Liebe, Glaube, Hoffnung, Geborgenheit und Aufmerksamkeit.

Danke, mein Sonnenschein, dass du entschieden hast zu leben!!!

Auch andere Schicksale begleiten uns seit einigen Monaten.

Andere Frühchen.

Eltern, deren Kinder seltene oder weniger seltene Krankheiten haben, Eltern, die oft am Verzweifeln sind aus Sorge um ebendiese IHRE Kinder. Kinder, die eigentlich unbeschwert ins Leben starten sollten und doch manchmal schon um ihr Leben kämpfen müssen. Und leider auch jene Menschen, die es nicht geschafft haben, die den Kampf mit ihren Krankheiten verloren haben. Endlos viele schlaflose Nächte und verweinte Augen verbringe ich mit dem Gedanken an diese kleinen Geschöpfe.

Was soll ich sagen, heute bin ich froh über jeden einzelnen Tag, den die Menschen, die ich liebe oder die mir nahestehen, in Glück und Gesundheit verbringen dürfen. Dankbar dafür, dass auch meine kleine Emily bewiesen hat, dass aus etwas ganz Kleinem was Riesengroßes werden kann.

Dankbar dafür, dass ich ganz tolle und auch verständnisvolle Kinder habe, die mir viel geholfen haben in einer Zeit, die mich innerlich kaputtzumachen drohte. Und auch dankbar meiner Familie, die sich stets bemühte, mir ein klein wenig meiner Last abzunehmen.

Dankbar, einen tollen Mann an meiner Seite zu haben, der wirklich alles dafür tut, dass es uns gut geht. Für den auch nicht nach neun Stunden Arbeit der Tag zu Ende ist, nicht darauf achtend, wie es ihm selbst vielleicht gerade geht. Danke, mein Schatz! Ich liebe dich!

Dankbar für ein ganz tolles Klinikpersonal, das um das Leben meines Kindes gekämpft hat, so wie es täglich kämpfen muss um das Leben von vielen anderen Menschen.

Dankbar für die tolle Nachversorgung, super Beratung und das Gefühl, gut aufgehoben zu sein. Danke an Dr. Keller und Frau Bauer.

Dankbar für super Hausärzte und eine tolle Kinderärztin, die mich stets sehr gut beraten und mir auch immer geholfen haben, wenn ich mal wieder nicht weiterwusste. Die stets um Little Miss Sunshine bemüht waren und auch nach Feierabend keine Scheu hatten, noch mal nach ihr zu fragen. Danke an Dr. Christl, Dr. Winmer und Dr. Gerstl!

Dankbar, eine tolle beste Freundin zu haben, die zwar weit weg wohnt, aber im Herzen immer bei mir ist. Danke, Christina, du bist mir so unsagbar wichtig!

Dankbar bin ich für Tausende Fans, die unsere kleine Emily mittlerweile begleiten. Die mit uns gelacht, geweint und gehofft haben und dies auch weiterhin tun werden. Danke auch für die vielen Karten und Geschenke, die ihr Emily habt zukommen lassen.

Danke auch an Familie Langner, Haneder, Käs, Eichenberger und Kemmer! Gute Freunde kann man auch durch Schicksale kennenlernen. Vielen Dank für eure Unterstützung und dafür, dass ihr immer da wart und seid!

Vielen Dank auch an die Firma Schießl, bei der Papa Sunshine arbeitet. Wann immer es nötig war, bekam er frei oder auch mal das Auto, wenn unseres mal wieder nicht seinen Dienst tun wollte. Danke für die tolle Unterstützung.

Und ein großes Danke an meine Lieben: Danke, Sabine, Julia, Anke, Ulrike, Yvonne und Frau von Kracht.

Gedenken möchte ich jenen kleinen Kämpfern, die ich seit Emilys Geburt begleitet habe und die es leider nicht geschafft haben, gegen ihre Erkrankungen anzukommen: Paul, Mine, Muhammet, Nils, Ella, Finn-Luca, Amélie Louisa.

Wo einerseits das Internet eine gute Informationsquelle ist, ist es für mich als Mama manchmal einfach nur der Horror. Denn ohne dieses Medium würde mir so manch hartes Schicksal verborgen bleiben.

Eure Mama Sunshine

Printed in Dunstable, United Kingdom

91230880R00078